I0796139

SIN PREOCUPACIONES CON EPICTETO

SIN PREOCUPACIONES CON EPICTETO

Reflexiones para cultivar la serenidad y la libertad interior

JANA CAPRI
CHARAN DÍAZ

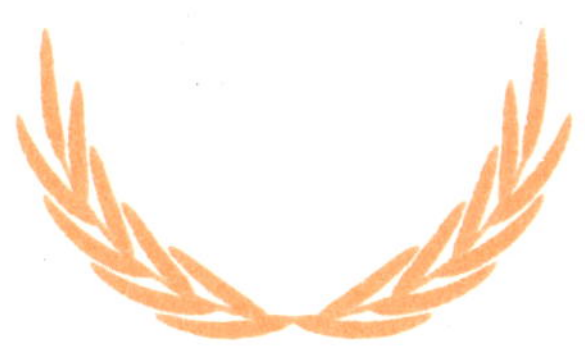

Filosofía estoica aplicada a la vida cotidiana

DIANA

Obra editada en colaboración con Editorial Planeta – España

Título original: *Stay worry-free with Epictetus*

Maquetación: Realización Planeta

Diseño de portada: Planeta Arte & Diseño / Stephanie Irais Landa Cruz
Fotoarte: Realizado a partir de imágenes de © Adobe Stock y © GettyImages
Fotografías de los autores: © Del archivo de los autores

Bajo el sello editorial DIANA M.R.
Avenida Presidente Masarik núm. 111,
Piso 2, Polanco V Sección, Miguel Hidalgo
C.P. 11560, Ciudad de México
www.planetadelibros.com.mx

Primera edición impresa en España: septiembre de 2024
ISBN: 978-84-1119-174-6

Primera edición impresa en México: febrero de 2025
ISBN: 978-607-39-2310-1

Impreso en los talleres de Impregráfica Digital, S.A. de C.V.
Av. Coyoacán 100-D, Valle Norte, Benito Juárez
Ciudad De Mexico, C.P. 03103
Impreso en México - *Printed in Mexico*

Sumario

Introducción

Cierra los ojos y adopta una postura cómoda. Haz unas respiraciones calmadas y deja que tu cuerpo se relaje completamente. A continuación, en este estado, pregúntate: «¿Qué me impide sentirme bien y feliz al ciento por ciento ahora y en los próximos días y semanas?».

Probablemente, lo que te vendrá a la mente será alguna preocupación. Quizá sea tu situación económica, la salud de un familiar o, sencillamente, piensas en lo que comerás esta noche porque tienes la nevera vacía.

Sea lo que sea, la gran mayoría de las personas tendrá ahora mismo alguna preocupación en su cabeza. Se estima que tenemos alrededor de sesenta mil pensamientos al día y la mayoría de ellos son negativos, están teñidos por la ansiedad, el miedo o la ira.

Para una mente racional como la nuestra, capacitada para el pensamiento abstracto y para contemplar el futuro, la ausencia de preocupaciones es imposible. Lo que sí es posible es analizar estas preocupaciones y ver qué importancia tienen y cómo podemos sentirnos mejor respecto a ellas.

Y aquí es donde entran en juego los estoicos. La filosofía estoica es una llave que nos libera, nos enseña a llevar mejor los altibajos de la vida y, en consecuencia, a mejorar nuestra calidad de vida.

En el presente libro veremos cómo Epicteto, un esclavo que se convirtió en uno de los más grandes estoicos, piensa y ofrece ideas y soluciones acerca de temas universales que nunca pasarán de moda.

Lo que te afecta no es lo que te sucede, sino tu interpretación de lo que ha sucedido.

Esta es una máxima estoica de Epicteto que hoy mismo te podría decir tu psicólogo en una sesión de terapia. Nos explica que lo que ocurre es algo objetivo, pero que depende de nosotros cómo nos lo tomamos.

Epicteto (55-135 d. C.) vivió parte de su vida como esclavo en Roma. Pero, como buen filósofo griego que fue, pronto descubrió que, más allá de la esclavitud física, lo que nos hace sufrir a diario es nuestra «esclavitud mental». Esa esclavitud la padecemos aún en la actualidad, cuando perdemos los nervios, nos enfadamos o tenemos una actitud negativa.

Y si bien la esclavitud física y las circunstancias en la época en que vivía eran duras y diferentes de las de nuestros tiempos, las preocupaciones mentales eran similares a las que tenemos en el presente. Es decir, las personas sufrían por miedo al futuro, por problemas económicos, por compararse con los demás, por las críticas de seres queridos, por el miedo a la muerte, por no aceptar lo inevitable, etc. En definitiva, lo mismo por lo que sufrimos nosotros.

La intención de este libro no es otra que acercar al lector a Epicteto y una selección de sus inspiradoras enseñanzas, en un lenguaje más actual y comprensible. De este modo, damos respuesta a problemas actuales. Es como si pudieras tomarte un café con él y fuese tu amigo, tu psicólogo o tu mentor. Y todo ello acompañado de una breve reflexión psicológica.

Todas las respuestas de Epicteto están inspiradas en la obra original citada. No siempre se trata de citas textuales, sino que están adaptadas para facilitar su comprensión. En un formato de diálogo con su interlocutor, el sabio cobra vida ante el lector y es más fácil aprender de él, identificarse con la conversación y recordar su sabiduría en el futuro.

Te deseamos un feliz viaje psicológico-filosófico, que te ayude a sentir menos preocupaciones en compañía de Epicteto. Y si, como mínimo, una sola de sus ideas te invita a obtener una mayor serenidad en algún momento de tu existencia, entonces el tiempo y la atención dedicados a este libro habrán valido la pena.

Cómo utilizar este libro

Si has leído nuestros libros *Positividad sana con Marco Aurelio* y *Sin ansiedad con Séneca*, verás que hemos seguido un formato parecido.

A continuación explicamos las tres partes de que consta cada capítulo: 1) la pregunta o comentario de un/a buscador/a, 2) la respuesta de Epicteto y 3) una reflexión psicológica.

Con «buscador» nos referimos a todas aquellas personas que se hacen preguntas sobre los misterios de la vida y quieren obtener respuestas basadas en la perenne sabiduría de Epicteto.

Las respuestas de Epicteto están inspiradas en sus obras *Enquiridión* y *Manual y máximas*, especialmente seleccionadas para tratar las preocupaciones y adaptadas al lenguaje moderno para un mejor entendimiento.

La reflexión psicológica es una propuesta dirigida al lector que tiene la intención de hacer pensar sobre lo expuesto en el capítulo y la resolución a través de la reflexión del filósofo. Las propuestas no son cerradas, sino que se trata más bien de invitaciones para que el lector se plantee cuestiones que le lleven hasta lo más elevado de sí mismo. El lector no debe entender estas propuestas como interpretaciones definitivas de los mensajes, sino como posibles preguntas que se puede plantear y que están relacionadas con el mensaje.

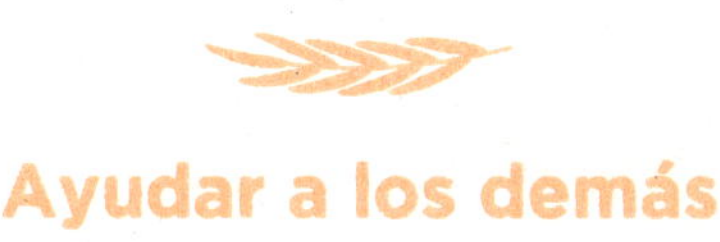

Ayudar a los demás

Pregunta/comentario de un buscador
¿Debemos ayudar a alguien que lo necesita pero que no nos ha pedido ayuda?

Respuesta de Epicteto (*Máximas*, Del propio perfeccionamiento, 80)
Nadie tiene que suplicarle al sol para que le dé a cada uno su luz y su calor. Del mismo modo, sé la mejor persona que puedas con los demás sin esperar a que te lo pidan.

Reflexión psicológica
Los estoicos nos recuerdan que, para el ser humano, usar los pies para caminar es tan natural como usar los propios recursos para mostrar la bondad.

Recuerda la última vez que recibiste ayuda de alguien y no te lo esperabas. ¿Cómo te hizo sentir?

Ahora recuerda un momento en el que ayudaste a alguien sin que esa persona esperase tu ayuda. ¿Cómo decidiste ayudarla? ¿Cómo te hizo sentir? ¿Hay alguien en tu vida que necesitaría tu ayuda?

1. Pregunta o comentario sobre la vida.
2. Respuesta de Epicteto para la ansiedad inspirada en sus libros *Enquiridión* y *Manual y máximas*. La referencia a la cita original se encuentra entre paréntesis.
3. Inspiración psicológica para profundizar en el mensaje.

Cómo sacar el máximo provecho de este libro

Te recomendamos que recurras a este libro siempre que:

- Estés atravesando un período difícil en tu vida.
- Quieras reducir tu nivel de ansiedad.
- Necesites más paz mental.
- Desees aliviar preocupaciones, estrés, etc.
- Busques inspiración.

Puedes escoger en el sumario el título de capítulo que más te inspire o abrir el libro al azar y ver qué mensaje aparece.

Los grandes sabios de la historia de la humanidad como Séneca, Marco Aurelio, Sócrates, Epicteto y Buda nos dan a entender que cultivar la actitud deseada no es cosa de días, meses o años, sino un trabajo de toda la vida.

A pesar de ello, siempre vale la pena hacerlo.

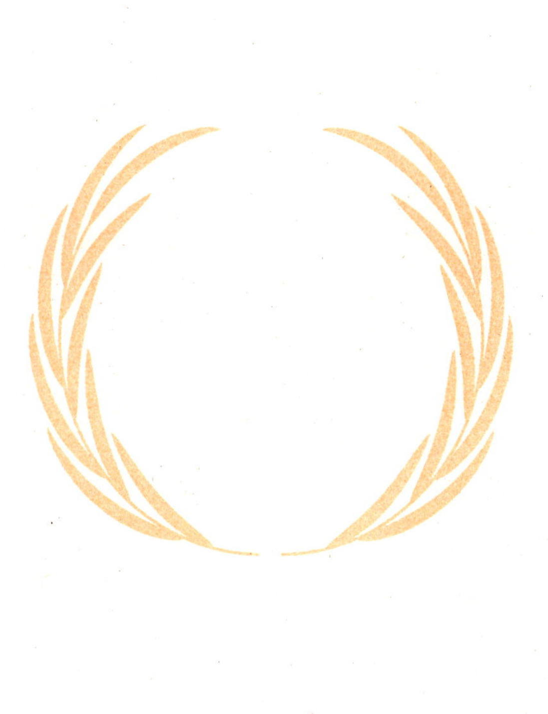

No culpes a nadie

Pregunta/comentario de un buscador

Cuando no estoy bien, culpo y critico a los demás, y luego me siento mal. ¿Qué hace un sabio en estos casos?

Respuesta de Epicteto (*Manual*, capítulo v)

La persona ignorante culpa a los demás de lo que le va mal. Aquel que empieza a aprender filosofía ya solo se acusa a sí mismo, pero el auténtico sabio ya no acusa ni a los demás ni a sí mismo.

Reflexión psicológica

Cuando las cosas no salen como esperamos, solemos buscar un culpable, un chivo expiatorio. En esos momentos complicados suele ponerse a prueba el grado de madurez de cada uno.

Muchos adultos reaccionan como niños cuando

algo los frustra. Imaginemos una pareja que ha comprado entradas para ir a ver una película. De camino al cine se encuentran con un atasco en la carretera y se dan cuenta de que no llegarán a tiempo. Entonces, uno de los dos empieza a acusar al otro de haber salido tarde de casa, el otro se queja de que quería ver otra película pero se ha adaptado a su pareja y ahora ha perdido el dinero, etc.

Una persona que comprende que la vida es una escuela y a la que interesa el crecimiento personal entiende que, en vez de culpar al otro, debe asumir su parte de responsabilidad y centrarse en su propio aprendizaje.

Según Epicteto, la persona sabia acepta su destino y sabe que no tiene sentido culpar a nadie de nada, pero al mismo tiempo distingue lo que depende de él o ella y hace siempre lo mejor que puede con lo que tiene y donde está.

Abraza tu realidad

Pregunta/comentario de un buscador
Me esfuerzo para que las cosas salgan bien, pero la vida no me sonríe. Hay muchas cosas en mi vida privada y en el trabajo que no van como había previsto y eso me causa mucho estrés.

Respuesta de Epicteto (*Manual*, capítulo VIII)
No esperes que suceda lo que tú quieres. Aprende a querer lo que te sucede para sentirte bien.

Reflexión psicológica
Imaginemos a una persona que en breve se marcha de vacaciones y anticipa mentalmente: «Quiero ver esto, quiero experimentar eso, iré a aquel restaurante y comeré ese postre, iré a ese parque que tiene tan buenas valoraciones y me sentiré genial allí».

Esta persona está enamorada de la idea de las vacaciones que tiene en la mente. Pero ¿y si las cosas no suceden como esperaba? Probablemente acabe decepcionada y frustrada porque su idea de esas vacaciones no coincide con la realidad.

¿Qué nos diría Epicteto ante una situación como esta? Necesitamos tener la mente un poco más abierta, ser más flexibles, aprender a disfrutar de lo que nos ofrece la vida. La satisfacción no depende tanto de lo que sucede como de tu manera de responder a lo que ocurre.

La capacidad de improvisar creativamente y de adaptarnos a la realidad cuando no es como esperábamos es un signo de madurez personal. Muchas veces sufrimos porque nos resistimos a «abrazar lo que hay».

Aquello que depende de ti

Pregunta/comentario de un buscador

A veces me frustro y me deprimo por cosas que no puedo cambiar. ¿Cómo puedo entender mejor qué cosas dependen de mí y cuáles no?

Respuesta de Epicteto (*Manual*, capítulo I)

En realidad, tan solo dependen de nosotros algunas cosas, no todas. Depende de nosotros nuestra interpretación de lo que sucede, nuestra voluntad de actuar, aquello a lo que nos acercamos por nuestros deseos y aquello que rechazamos.

En resumen, todas nuestras acciones dependen de nosotros. Pero no depende de nosotros la evolución de nuestro cuerpo, la riqueza, la fama, permanecer en posiciones de poder. Es decir, todo aquello que no son acciones nuestras.

Reflexión psicológica
Para sentirnos libres necesitamos identificar antes en qué consiste nuestra libertad y qué parte de lo que nos sucede podemos controlar.

Según los estoicos, siempre tenemos la libertad y el poder de elegir lo que hacemos dependiendo de lo que nos pasa. Es decir, podemos elegir nuestra forma de responder a los retos que nos presenta el destino.

Parafraseando a la psicoterapeuta Ana Gimeno-Bayón: «De mi cuerpo no elijo el color de mis ojos ni mi altura, pero sí puedo elegir cómo llevo mi cuerpo, cómo me visto, cómo lo cuido».

¿Y qué pasa con el mundo interior? ¿Elegimos lo que sentimos? No, no podemos elegir lo que sentimos, pero somos libres de elegir qué hacemos con lo que sentimos. Si te sientes mal, puedes dar un paseo, darte un baño caliente, hacer ejercicios de relajación, o puedes elegir maltratar a todo el mundo que se cruza en tu camino y culparlos de tu mal día. De ti depende cómo actúas y en ello consiste tu libertad.

Si un problema te agobia y te preocupa, recuerda que eres libre en muchos aspectos: puedes elegir cómo lo interpretas y cómo lo afrontas.

Evalúa bien tus capacidades

Pregunta/comentario de un buscador
El trabajo que tengo no se me da bien y no me apasiona.

Respuesta de Epicteto (*Manual*, capítulo XXXVII)
Si no evalúas bien tus capacidades, puede que acabes agobiado/a y haciendo algo que no se te da bien. Al mismo tiempo, perderás la oportunidad de emplear tus fuerzas en algo que podrías haber hecho a la perfección.

Reflexión psicológica
El tigre, por muy buen nadador que sea, nunca nadará como el tiburón. El tigre se mueve mejor por la tierra, ese es su hábitat. Epicteto nos aconseja hacer una autoevaluación y emplear nuestro tiempo y esfuerzo de manera inteligente.

Eso no quiere decir que todos debamos buscar el trabajo de nuestros sueños y no conformarnos nunca con un trabajo «normal». Según la situación en la que nos encontremos, un trabajo aburrido, pero que nos ayuda a pagar las facturas, puede ser una decisión inteligente. Simplemente, teniendo en cuenta todos los factores necesarios, debemos analizar bien por qué hacemos lo que hacemos, cuáles son los motivos y si nuestra elección es buena.

En tu trabajo actual, ¿te sientes como el tigre en el agua? ¿Qué podrías hacer para que tus capacidades y habilidades encajen mejor en tu trabajo? ¿Qué otro trabajo podrías hacer a la perfección y cómo podrías dedicarte a ello?

Estás preparado

Pregunta/comentario de un buscador

Hay días que no me veo capaz de afrontar mis problemas.

Respuesta de Epicteto (*Máximas*, De la religión y de los dioses, 22)

Dios te ha facilitado armas para enfrentarte a los acontecimientos más duros.

Esas armas son, entre otras, la grandeza del alma, la fuerza de tu voluntad, la paciencia y la perseverancia. Úsalas, entonces. Y si no las utilizas, al menos date cuenta de que estás ignorando estas armas que te hacen muy fuerte.

Reflexión psicológica

Según los estoicos, todo lo que realmente necesitamos para tener una buena vida está en nuestro interior. Con nuestras virtudes y nuestras fortalezas estamos ya suficientemente equipados para cualquier batalla que la vida nos presente. Esas «armas» son un regalo de Dios a la humanidad y debemos hacer un buen uso de ellas.

No siempre resulta fácil, por supuesto. No siempre estamos de buen humor y no siempre encontramos la fuerza para enfrentarnos a los altibajos de nuestro día a día. Y eso está bien, somos humanos y estamos en nuestro derecho de tener un mal día o una mala época.

Lo que Epicteto nos quiere recordar con esta cita es que estamos preparados, estamos «equipados» para esos días de lluvia interior y que, si tenemos fe y confianza en nuestras capacidades para resolver los problemas de la vida, encontraremos la manera de hacerlo.

Piensa en algún reto actual y pregúntate: ¿Qué armas tengo para salir de esta batalla con la cabeza alta? ¿Esas armas serán la paciencia, la perseverancia, la amabilidad, la precaución?

Encuentra tu poder personal

Pregunta/comentario de un buscador
¿Qué consejo me darías para afrontar la vida más empoderado/a?

Respuesta de Epicteto (*Manual*, capítulo X)
Ante cada cosa que te suceda, descubre qué poder tienes en ti para hacer que te beneficie y te sea útil.

Si sientes pereza o cansancio, el poder que tienes es tu fuerza de voluntad; si te insultan o te ofenden, el poder que puedes practicar es la paciencia. Si te acostumbras a responder a todas las situaciones con tu poder, no quedarás atrapado por preocupaciones ni pensamientos negativos.

Reflexión psicológica
Las personas que se obsesionan con la pregunta «¿qué me pasará ahora?» suelen imaginar posibles

amenazas y experimentar una mayor ansiedad al atravesar cualquier crisis personal (divorcio, despido, problema familiar, etc.).

Pero las personas que en la misma crisis se preguntan «¿qué puedo hacer por mi parte para estar bien?» o «¿qué poder tengo para afrontar esta situación lo mejor posible?», al afrontarlo con esta mentalidad de crecimiento y centrarse en la solución, lo sobrellevan mejor.

Piensa en una situación que te preocupe actualmente.

¿Qué poder personal tienes para facilitar que esta situación te beneficie de alguna manera?

¿Cómo crees que puede ayudarte esta mentalidad en general? ¿Por qué?

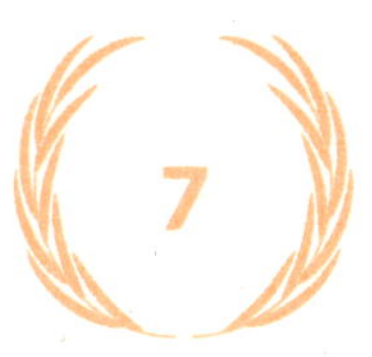

La libertad interior

Pregunta/comentario de un buscador
¿Cómo puedo ser más libre?

Respuesta de Epicteto (*Manual*, capítulo XIV)
Cuando una persona quiere libertad, deja de desear o evita todas aquellas cosas que dependen de otros porque, si no lo hace, seguirá siendo un esclavo.

Reflexión psicológica
¿Cuánta energía perdemos en tratar de convencer a los demás o en conseguir que pasen cosas que no dependen de nosotros? Y, por otro lado, ¿cuánta energía perdemos intentando evitar cosas desagradables que realmente no podemos controlar?

¿Cómo cambiarían tus preocupaciones si te centraras en lo que depende de ti? ¿Acaso no serías un poco más libre?

La libertad e independencia psicológica se pueden desarrollar. Epicteto nos deja una instrucción clara: tenemos que concentrarnos en lo que depende de nosotros para tomar decisiones más conscientes y convivir mejor con «lo que nos ha tocado» vivir hoy.

¿Te haces valer?

Pregunta/comentario de un buscador

Me cuesta decir «no» a los demás. Luego acabo agobiado/a y saturado/a porque asumo más de lo que puedo hacer, sobre todo en el trabajo.

Respuesta de Epicteto (*Máximas*, Del propio perfeccionamiento, 27)

Cada hombre se pone un precio (alto o bajo, según su autoconcepto) y cada uno vale lo que se hace valer ante los demás. Elige entonces si te comportarás como un esclavo o como un hombre libre. Todo depende de ti.

Reflexión psicológica

El autoconcepto o la imagen que tenemos de nosotros mismos influye en todos los ámbitos de la vida, ya sea en el amor, el trabajo, la familia o las amistades.

La manera en que nos vemos a nosotros mismos está directamente relacionada con la confianza que tenemos en nuestro valor y en nuestros recursos y esto afecta a las relaciones con los demás.

En situaciones de la vida donde nos exigen demasiado es bueno pensar en cómo podemos autorregularnos para estar bien. Porque si no cuidas de ti, no serás ni un buen trabajador ni un buen amigo ni una buena pareja. Tal como se muestra en las ilustraciones sobre seguridad en los aviones, primero debemos ponernos nosotros la máscara de oxígeno, y luego podemos ayudar a los demás.

¿Te comportas como si tu bienestar fuera importante en todos los contextos o cedes demasiado en algunos casos? ¿En cuáles y por qué?

Ser como Hércules

Pregunta/comentario de un buscador

¿Por qué la vida es tan complicada y tenemos que afrontar tantas dificultades?

Respuesta de Epicteto (*Máximas*, Del propio perfeccionamiento, 38)

¿Habría Hércules sido Hércules sin los leones, los tigres, los jabalíes, los ladrones y otros monstruos de los que liberó al mundo? Y si no hubieran existido estos monstruos, ¿de qué habrían servido sus brazos musculosos, su enorme fuerza, lo valiente que era, su paciencia imperturbable y el resto de sus valores?

Reflexión psicológica

Un jefe neurótico, una pareja exigente, un vecino conflictivo, una sociedad sin valores...: nuestros «monstruos» no van a desaparecer nunca. ¿De qué manera los afrontamos? Esa elección conlleva acercarnos o alejarnos del tipo de persona que queremos ser y del tipo de vida que deseamos tener. La manera en la que nos enfrentamos a esos retos cotidianos nos convierte en quienes somos. Piensa en un «monstruo» actual que te preocupa.

¿Qué recursos tienes o puedes adquirir (pidiendo ayuda, aprendiendo, etc.) para afrontarlo con mayor dignidad y sabiduría?

Aceptar la voluntad de Dios

Pregunta/comentario de un buscador
Pienso que aceptar las cosas que pasan en la vida, aunque sean cosas malas, es ser conformista, ¿no?

Respuesta de Epicteto (*Manual*, capítulo LIII)
Piensa siempre de esta manera: «Si esta es la voluntad de Dios, que así sea. Todo estará bien».

Reflexión psicológica
¿Es mejor aceptar las cosas tal y como son o luchar para cambiarlas? Para decidir, primero tenemos que analizar el asunto y preguntarnos: «¿Esto es algo que está en mis manos?».

Si la respuesta es «se trata de algo que no depende de mí», ¿por qué enfadarte, indignarte o luchar contra algo que no puedes cambiar? La mejor actitud será la aceptación a fin de ganar serenidad, pasar página y utilizar tu energía en cosas más útiles.

Por otro lado, si la respuesta es «sí, este asunto depende de mí», lo mejor sería elegir cómo afrontarlo de la mejor manera posible y pasar a la acción.

Piensa en una situación actual que te cuesta aceptar, pero que no se puede cambiar. ¿Qué puedes pensar o hacer para aceptar lo que hay? Si te cuesta aceptar, ¿hasta cuándo estás dispuesto/a a luchar contra algo que no depende de ti?

Los hábitos

Pregunta/comentario de un buscador
Tengo malos hábitos que me cuesta dejar.

Respuesta de Epicteto (*Máximas*, Del propio perfeccionamiento, 68)
Los hábitos que nos perjudican solo se corrigen con hábitos opuestos. Si te has acostumbrado a ser muy materialista, tendrás que dominarlo practicando la austeridad. Si vives siendo perezoso, será necesario que te pongas a trabajar. Si eres muy irritable, deberás sufrir pacientemente las ofensas. Y si actúas así con el resto de los hábitos perjudiciales, pronto te darás cuenta de que tus esfuerzos habrán valido la pena.

Reflexión psicológica
Piensa en un mal hábito que tienes actualmente y que te gustaría dejar atrás.

¿Cuál sería el hábito opuesto?

¿Cuándo estarás dispuesto/a a empezar a practicar ese hábito más saludable para que te puedas sentir mejor?

Ayudar a los demás

Pregunta/comentario de un buscador
¿Debemos ayudar a alguien que lo necesita pero que no nos ha pedido ayuda?

Respuesta de Epicteto (*Máximas*, Del propio perfeccionamiento, 80)
Nadie tiene que suplicarle al sol para que le dé a cada uno su luz y su calor. Del mismo modo, sé la mejor persona que puedas con los demás sin esperar a que te lo pidan.

Reflexión psicológica
Los estoicos nos recuerdan que, para el ser humano, usar los pies para caminar es tan natural como usar los propios recursos para mostrar la bondad.

Recuerda la última vez que recibiste ayuda de alguien y no te lo esperabas. ¿Cómo te hizo sentir?

Ahora recuerda un momento en el que ayudaste a alguien sin que esa persona esperase tu ayuda. ¿Cómo decidiste ayudarla? ¿Cómo te hizo sentir? ¿Hay alguien en tu vida que necesitaría tu ayuda?

No todo es o blanco o negro

Pregunta/comentario de un buscador
Últimamente he tenido algunos problemas de salud y me cuesta mucho mantener el buen humor cuando no me encuentro bien.

Respuesta de Epicteto (*Máximas*, De la opinión engañosa de las cosas, 23)
Creer que la salud siempre es algo bueno y la enfermedad siempre algo malo no es correcto.

Lo que importa es lo que haces con tu salud. Si la tratas bien, estará bien, pero si maltratas a tu cuerpo sano, estará mal.

Lo mismo ocurre con la enfermedad: depende de qué haces con lo que te ha tocado. El bien puede encontrarse en todo.

Reflexión psicológica

La vida es como un juego: a veces nos tocan buenas cartas y a veces no. Podemos tener buenas cartas (buena salud) y jugar una mala partida (estropearla), y también podemos tener malas cartas (enfermedad) y jugar de la manera más estratégica posible (cuidarnos, aceptar lo que no podemos cambiar y llevar con dignidad la enfermedad).

¿Qué parte de tu enfermedad, dolor o malestar depende de ti? Puede ser que te resistas a algo que no puedes cambiar y eso solo aumente tu sufrimiento.

Si, por ejemplo, sufres de dolor crónico, tal vez debes aceptar que es lo que te ha tocado (malas cartas) y que no puedes evitar sentir dolor. Si te resistes al dolor, tu malestar aumentará. Ahora bien, hay muchas cosas que puedes hacer para sentirte mejor (aprender técnicas para la gestión del dolor, hacer cosas agradables o relajantes, pensar en todo lo que puedes hacer a pesar de sentir ese dolor, etc.).

Epicteto nos recuerda que no todo es o blanco o negro. Cuando analicemos lo que está en nuestras manos y lo que no, y nos concentremos solo en lo que depende de nosotros, habremos hecho el mejor uso de esta máxima de Epicteto.

El precio de la ira

Pregunta/comentario de un buscador

Cuando alguien me critica o me trata de manera injusta, suelo responder muy mal. No lo soporto.

Respuesta de Epicteto (*Manual*, capítulo XX)

Cuando te enfades debido a otra persona, date cuenta de que tus propios pensamientos alimentan ese fuego interior. En ese momento, será mejor que no te dejes llevar por lo que piensas. Mejor aplaza el asunto y gana tiempo para conservar la calma.

Reflexión psicológica

¿Cuál es el precio que pagamos si nos dejamos llevar por la ira? La ira nos perjudica de las siguientes formas:

- Empeora las relaciones con nuestros seres queridos, amistades y compañeros del trabajo.

- Complica aún más la situación o el problema inicial. Estresa nuestro cuerpo más de lo necesario.
- Nos hace tener más pensamientos desagradables, nos sentimos culpables y la vida parece mucho peor de lo que es.

La próxima vez que te enfades, intenta aplazar el asunto durante un tiempo hasta que estés más calmado/a y seas más objetivo/a y, de ese modo, podrás verlo todo con una mirada más amable.

¿Vale la pena?

Pregunta/comentario de un buscador
¿Cómo puedo ser feliz si no tengo una pareja que me quiera, un buen trabajo o buena salud? Son cosas básicas que todo el mundo necesita para estar bien.

Respuesta de Epicteto (*Máximas*, De la libertad y de las esclavitudes, 6)
¿Crees que serías feliz si se cumpliesen todos tus deseos? ¡Estás muy equivocado, amigo! En cuanto tuvieras lo que tanto deseas, serías una víctima, no solo de esa cosa, sino también de nuevas ansiedades, miedos y deseos. Porque la felicidad no consiste en adquirir más y más y gozar, sino más bien en no desear. En esto consiste ser verdaderamente libre.

Reflexión psicológica
Una de las ideas que Epicteto repite es que deberíamos reducir nuestros deseos al mínimo. Los deseos,

para él, son un pozo sin fondo (nunca se acaban, y en cuanto un deseo se ha cumplido, ponemos los ojos en el siguiente, pensando que este nos hará por fin felices).

Pero, según los estoicos, cuando se cumple nuestro deseo, lo que experimentamos no es la felicidad auténtica. Y no solo eso: desde que nace el deseo hasta que se cumple pasan muchas cosas desagradables: sentimos ansiedad por conseguirlo, miedo al pensar que tal vez no se cumplirá, y le echamos la culpa a cualquier situación o persona que obstaculiza el cumplimiento de ese deseo.

La próxima vez que nos ilusionemos con algo, podemos preguntarnos: ¿Vale la pena? ¿Qué precio estoy pagando para obtener lo que tanto deseo? ¿Cómo me sentiría si no tuviera este deseo? ¿Estaría más tranquilo/a?

Ten empatía, pero con límites

Pregunta/comentario de un buscador
Me afecta mucho ver que un ser querido lo pasa mal. ¿Debería tener una actitud más desapegada?

Respuesta de Epicteto (*Manual*, capítulo XVI)
Cuando veas que alguien sufre por un ser querido o por la pérdida de algo que poseía, no pienses que las causas de su sufrimiento están fuera de él mismo. Recuerda que lo que le afecta no es lo que le ha sucedido, sino su interpretación de lo que le ha sucedido.

Aun así, demuéstrale tu compasión y, si fuera necesario, acompáñalo en el duelo por su pérdida. Pero ten cuidado de que no te afecte demasiado.

Reflexión psicológica
El sufrimiento no es algo objetivo y externo que se pueda medir con un metro, sino más bien algo subje-

tivo que depende de nuestra mirada. Dos personas pueden vivir una misma situación y no reaccionar del mismo modo, porque no tienen dos mentes exactamente iguales y su visión puede ser distinta.

La psicología actual confirma lo que expresó Epicteto hace más de 1.800 años: lo que nos afecta emocionalmente depende de nuestra interpretación de lo que sucede.

Las explicaciones que nos damos a nosotros mismos, las conclusiones a las que llegamos cuando pasa algo y el diálogo interno siempre marcan la diferencia en la intensidad del dolor emocional.

Epicteto nos aconseja empatía y compasión con la persona que está sufriendo. No es adecuado dar lecciones o consejos a las personas mientras lo pasan mal. Pero el estoico aconseja una empatía «sin llegar a confundirnos con el otro» demasiado. Un médico debe ser compasivo con el paciente, pero no hasta el punto de que ya no pueda operarle, porque entonces se vuelve parte del problema y no de la solución.

Cómo tomar decisiones

Pregunta/comentario de un buscador

Con los trabajos y las parejas parezco una mariposa que va de flor en flor. No acaba de gustarme nada ni nadie, me da miedo comprometerme.

Respuesta de Epicteto (*Manual*, capítulo XXIX)

Antes de actuar, analízalo todo muy bien. Si no lo haces, empezarás siempre muy animado, sin preocuparte, pero cuando aparezcan algunas dificultades abandonarás demasiado fácilmente y acabarás avergonzado.

Reflexión psicológica

Antes de tomar una decisión importante conviene pensar un poco. Hay personas que se dejan llevar demasiado por la ilusión sin ningún análisis previo de la realidad. Por ejemplo, cuando nos toca elegir entre varias carreras o trabajos podemos hacernos estas preguntas: ¿Cómo me veo en este trabajo? ¿Encaja con mis fortalezas y lo que se me da bien? ¿Es inteligente hacer esto a medio y largo plazo? ¿Me gusta y me motiva? ¿Encaja con mis valores?

Cuando hayamos analizado lo que nos parece correcto, lo que deseamos hacer y lo que es más inteligente, es hora de dar el paso y comprometernos con esa elección y «hacerla nuestra». ¿Hay algo que quieres hacer, pero lo estás retrasando?

¿Hay algún cambio importante que sabes que tienes que realizar? ¿Cómo te ayudarían a hacerlo estas herramientas: la razón, el valor, el sentimiento y el compromiso?

No hay nada gratis

Pregunta/comentario de un buscador
A mi edad debería haber conseguido más cosas. ¿Será que me conformo demasiado y por eso no avanzo?

Respuesta de Epicteto (*Manual*, capítulo XXV)
¿Acaso sería lógico que alguien que nunca llama a la puerta consiguiera lo mismo que quien llama constantemente? ¿Logrará lo mismo quien no hace nunca cumplidos que el que sí los hace?

Eres muy poco razonable si esperas obtener las cosas sin pagar el coste que tiene cada una de ellas.

Reflexión psicológica
Epicteto nos aconseja que no esperemos obtener nada gratis o sin actuar.

¿Cuántas entrevistas hiciste antes de encontrar un buen trabajo?

¿Cuántas citas tuviste antes de tener pareja formal?

¿Cuántas noches pasaste sin dormir cuando nació tu hijo?

¿Cuánto tuviste que trabajar antes de poder independizarte?

¿Cuántos años meditaste antes de poder apreciar los beneficios de la meditación?

Cada logro tiene un precio y siempre hay algo que podemos hacer para acercarnos a la meta. Si conseguimos o no aquello que queremos ya depende del destino, pero tendremos que poner de nuestra parte.

¿Qué «precio» deberías pagar para acercarte a los logros que aún no has conseguido?

La auténtica victoria

Pregunta/comentario de un buscador

Aunque he tenido éxito en algunos ámbitos de mi vida, no soy feliz. ¿Por qué resulta tan complicado ser feliz?

Respuesta de Epicteto (*Máximas*, Del propio perfeccionamiento, 74)

Ni una victoria en los Juegos Olímpicos ni una victoria en la guerra pueden hacer que el ser humano se sienta feliz. Las únicas victorias que logran traer felicidad son aquellas que ganas contigo mismo. Las tentaciones y los contratiempos son la auténtica guerra interior.

¿Has perdido una batalla, dos, tres? Sigue luchando. Si al final vences en esa guerra interior, serás feliz toda tu vida... y será como si siempre ganaras.

Reflexión psicológica

¿Cuándo aprendimos a través de la educación a buscar la felicidad en nuestro interior sin depender de cosas externas? Nunca, ya que nadie nos lo enseña. A menudo estas cuestiones no nos interesan hasta que tocamos fondo y lo pasamos muy mal.

La persona que solo se esfuerza por cosas externas y materiales olvida la esencia de su vida, la calidad de su mundo interior. Pero, vayas a donde vayas, tu corazón te acompaña veinticuatro horas al día, siete días a la semana. Y si tu corazón no está bien, tú no puedes estar bien.

¿Cuánto tiempo dedicas a la semana a gestionar tus emociones, tus pensamientos y tus necesidades espirituales para ganar tu guerra interior y ser más feliz?

Aceptar lo que hay

Pregunta/comentario de un buscador
¿Qué es la libertad? ¿Qué puedo hacer para sentirme más libre?

Respuesta de Epicteto (Máximas de la libertad y de las esclavitudes, 5)
La libertad no solo es muy hermosa, sino que también es muy razonable. Por eso comprenderás que es absurdo e irracional desear muchas cosas y encima esperar que todo salga según nuestros planes. Si, por ejemplo, escribo la palabra *Dios*, debo escribirla tal como es, letra por letra (D-I-O-S) y no como a mí me dé la gana; y pasa lo mismo con todas las ciencias y las artes.

Deja de engañarte, amigo mío. La auténtica libertad se gana al aceptar y abrazar todo lo que ocurre. No solo si coincide con lo que a ti te gusta, sino tal como sucede.

Reflexión psicológica

A veces creemos que ser libre es hacer siempre lo que nos plazca, no seguir reglas y no tener límites. Pero los estoicos nos dicen que eso es ser ingenuo.

Si amas la libertad, dejas de esperar que todo suceda según tus esquemas y entiendes que la vida tiene sus propios planes. Ser libre es aceptar las cosas que no están en nuestras manos. Si tenemos muchos deseos, dejamos de ser libres porque nos irritamos y enfadamos cuando estos no se cumplen.

¿Y somos realmente libres si dependemos de nuestros deseos para sentirnos bien?

¿Eres capaz de «aceptar lo que hay» y adaptarte a tu realidad? ¿Cómo reaccionas cuando no se cumplen tus expectativas y deseos? ¿Cómo podrías ganar libertad en este sentido?

No pierdas los nervios

Pregunta/comentario de un buscador

Me pongo de los nervios cuando se me olvida algo, se me cae alguna cosa o tengo pequeños accidentes. Aunque a veces sean tonterías, no sé mantener la calma.

Respuesta de Epicteto (*Manual*, capítulo XII)

Empieza primero por las cosas pequeñas. ¿Se derrama el aceite? ¿Te roban el vino? Puedes sobreponerte ante eso diciéndote a ti mismo: «Este es el precio que pago para adquirir la calma y este otro para la serenidad». Y es que nada se obtiene a cambio de nada.

Reflexión psicológica

Cada vez que se nos queman las tostadas, perdemos el autobús, se altera un cliente, un compañero de trabajo nos critica, nos roban el teléfono, podríamos inspirarnos en esta frase de Epicteto. Si desarrollamos tolerancia y respiramos tranquilos ante las pequeñas incomodidades de la vida cotidiana, seremos más capaces de tolerar mayores factores estresantes en el futuro (como un despido, un divorcio, un cambio de piso, etc.).

Entrenamos primero nuestro autocontrol con los contratiempos pequeños para luego poder con los grandes.

¿Cuándo fue la última vez que se te quemaron las tostadas y te lo tomaste con filosofía? ¿Podrás parar, respirar y pensar algo más agradable la próxima vez que te encuentres ante un pequeño contratiempo?

El miedo

Pregunta/comentario de un buscador

Reconozco que tengo muchos miedos: miedo a enfermar, a perder el trabajo, a perder a mi pareja, a no saber a dónde me lleva la vida...

Respuesta de Epicteto (*Máximas,* Máximas diversas, 31)

No hay que tener miedo a la pobreza, a la cárcel o a la muerte. De lo que hay que tener miedo es del propio miedo.

Reflexión psicológica

¿Quién podría ser mayor experto en miedo que Epicteto? Vivir como esclavo en la época romana significaba que cualquier día podía ser el último. Tu destino era incierto y, siendo realistas, no podías esperar mucho de la vida. Significaba cumplir órdenes, soportar injusticias, aguantar dolor y hambre. Tu vida no valía nada.

Cuando una persona que ha tenido una vida así nos dice que no hay que tener miedo, ¿por qué deberíamos temer cosas mucho menos graves que nos suceden en la vida?

¿A qué te aferras?

Pregunta/comentario de un buscador

Cuando veo qué personas ocupan puestos de poder me pregunto cuándo tendrá lugar una catástrofe, ya sea económica, medioambiental o sanitaria. No podemos sentirnos seguros si tenemos gobernantes y jefes que no miran por nuestro bienestar.

Respuesta de Epicteto (*Máximas*, De la religión y de los dioses, 17)

¿Acaso no es extraño que para sentirte seguro necesites un tipo de gobierno en tu país, o que cierta persona sea quien mande en tu trabajo y que, por otro lado, no te parezca suficiente tener la protección de Dios para estar tranquilo, cuando Él es nuestro verdadero protector y padre?

Reflexión psicológica

Muchos de nosotros vivimos en una falsa percepción de seguridad. Creemos que por trabajar con contrato indefinido en una entidad estable ya tenemos el trabajo «asegurado». Nos casamos, tenemos hijos y creemos que nuestra vida de pareja está «asegurada». O conseguimos la nacionalidad de un país «seguro» y pensamos que nuestra vida ya está «asegurada».

Pero para los estoicos es absurdo aferrarnos a cosas exteriores, que son cambiantes y no podemos controlar. Epicteto sugiere confiar en Dios, el auténtico «jefe» nutricio, para tomarnos la vida con mayor calma y filosofía.

¿Cómo crees que influye la fe en tu psicología, tus emociones y tu sensibilidad? ¿De qué manera cuidas tus necesidades espirituales?

Los tres pasos del aprendizaje

Pregunta/comentario de un buscador

¿Cuál es la mejor manera de aprender algo? He leído muchos libros sobre el desarrollo personal, pero no creo que haya aprendido mucho.

Respuesta de Epicteto (*Manual*, capítulo XLIX)

Quiero comprender la vida y la naturaleza tal y como es, y aceptarla. Busco, por tanto, un libro que me pueda ayudar, pero resulta que eso no es suficiente y necesito que alguien me lo aclare. Entonces, busco a un intérprete, alguien que haya llevado la teoría a la práctica. Y luego, por último, me espera la tarea más importante y virtuosa: practicar en mi día a día lo que he aprendido.

Reflexión psicológica

Epicteto nos recuerda que el verdadero aprendizaje consta de tres pasos.

Primero, debemos tener la voluntad de aprender, de querer entender la vida y nuestra naturaleza. El segundo paso es buscar qué o quién nos puede enseñar. Y el tercer y más importante paso es poner en práctica lo que hemos aprendido.

Recuerda la última vez que quisiste aprender algo, ya fuera tocar un instrumento, arreglar algo que se te había estropeado o practicar un deporte. No importa lo que fuese. ¿Qué pasos seguiste? ¿Se parecen a los que nos aconseja Epicteto?

Ahora piensa en alguna preocupación actual para la que necesites encontrar una solución. ¿Cómo podrías aplicar los tres pasos de Epicteto para resolverla?

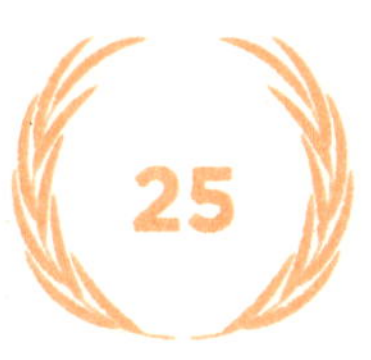

Cómo entrenar tus virtudes

Pregunta/comentario de un buscador

A mi alrededor hay muchas personas tóxicas. ¿Qué puedo hacer para que no me afecte tanto tratar con ellas?

Respuesta de Epicteto (*Máximas*, De la verdadera filosofía, 1)

Si me dices que tengo un mal padre o un mal vecino, te diré que sobre todo son malos para sí mismos, pero no para mí. A mí me sirven de formación para practicar mi dulzura, mi generosidad y mi paciencia.

Reflexión psicológica

Si quieres ser adiestrador de perros y para practicar solo te tocan perros buenos y fáciles, no vas a aprender mucho. El día que te toque uno difícil, no sabrás manejarlo. Y esto sucede con muchas otras cosas en la vida.

Con esta reflexión, Epicteto nos anima a mantener una actitud positiva y ver «lo bueno de lo malo». Nos dice que, gracias a tratar con personas difíciles, él puede practicar sus virtudes y eso le beneficia.

Piensa en una persona tóxica con la que tienes que tratar con frecuencia y pregúntate: ¿Qué virtud puedo practicar gracias a él o ella? ¿Por qué la vida pone a esta persona en mi camino? ¿Qué puedo aprender?

Las personas contagian

Pregunta/comentario de un buscador
¿Es bueno ayudar a los demás a ver los errores que cometen y llevarlos por el buen camino?

Respuesta de Epicteto (*Máximas,* Del propio perfeccionamiento, 69)
Un tema muy importante son las personas con las que te relacionas. Si frecuentas a personas sin valores, no pienses que los vas a cambiar. Lo más probable es que ellos te influyan a ti negativamente, a no ser que cuentes con un autocontrol perfecto. Por eso, es mejor que con ellos te relaciones con mucho cuidado y sabiduría.

Reflexión psicológica
El estado mental de las personas es contagioso, igual que sus emociones, estilos de vida, hábitos, etc. Mu-

chas veces pensamos que vamos a conseguir que alguien que está mal cambie gracias a nuestra compañía, pero eso no es lo que suele pasar, y además podemos salir perjudicados.

En general, Epicteto no recomienda frecuentar a personas que pueden ser una mala influencia, sino todo lo contrario. Espera que aprendamos a seleccionar muy bien con quién nos relacionamos.

Podemos preguntarnos: ¿Esta persona es una buena influencia para mí? ¿Si tuviera un hijo me gustaría que fuese su modelo de vida? ¿Esta persona le gustaría a la gente que realmente me quiere y desea lo mejor para mí? ¿En qué estado mental y emocional suelo sentirme después de relacionarme con esta persona?

Nuestra higiene mental depende mucho de seleccionar bien a quién nos aproximamos.

Tus deseos

Pregunta/comentario de un buscador
Vivo deprimido/a por todos los deseos que nunca podré cumplir.

Respuesta de Epicteto (*Manual*, capítulo II)
Respecto a los deseos, mejor olvídate de ellos. Ya que si deseas cosas que no dependen de ti, sentirás ansiedad. Y si tratas de cumplir deseos que dependen de ti y son deseos virtuosos, puede que todavía no estén a tu alcance y deberás seguir trabajando en ellos.

Reflexión psicológica
Los deseos son como la hidra de Hércules: les cortamos una cabeza (satisfacemos un deseo) y salen tres en su lugar. ¿Pero cuántos de esos deseos realmente dependen de nosotros y son alcanzables?

Actualmente, la mayoría de los jóvenes quieren

ser millonarios, lucir un cuerpo perfecto, tener una mansión y una colección de coches de lujo. Pero cuando, de vuelta a casa en autobús tras una dura jornada laboral a cambio de mil euros al mes, abren el móvil y echan un vistazo a las redes sociales, ¿qué ocurre? Se sienten frustrados, más ansiosos y deprimidos al compararse con multimillonarios y con vidas que tal vez no lleguen a tener nunca.

Epicteto propone que, si tenemos deseos, es mejor que dependan de nosotros, que nos ayuden a ser mejores personas y más humildes.

Al final, Hércules tuvo que quemar con fuego (luz interior, sabiduría) las cabezas de la hidra (los interminables deseos terrenales) para que no volvieran a crecer y lo atacaran de nuevo.

¿Por qué nos equivocamos?

Pregunta/comentario de un buscador

Me he equivocado tantas veces en el amor que ya no sé qué busco realmente, ni cómo es una «buena pareja».

Respuesta de Epicteto (*Máximas*, Del conocimiento de sí mismo, 3)

Todos sabemos en el fondo lo que está bien y lo que está mal, lo que es justo y lo que es injusto. Conocemos la felicidad y la desgracia, sabemos cuándo somos responsables y las consecuencias de ser irresponsables.

¿Cómo es entonces posible que nos equivoquemos tanto? Porque utilizamos mal nuestro sentido común, nos dejamos llevar por prejuicios y no somos razonables.

Reflexión psicológica

Equivocarse es humano, la vida es una escuela. ¿Pero qué pasa si nos equivocamos una y otra vez en el mismo asunto sin reflexionar?

¿En qué cosas te equivocas una y otra vez como si no pudieras salir del bucle? A veces parece que, en el amor, en la amistad o en el trabajo, seguimos un guion en el que siempre acabamos mal. Si es así, podemos preguntarnos: ¿Qué puedo hacer de forma diferente para no equivocarme del mismo modo la próxima vez? ¿Qué señales estoy ignorando y cuál es el aprendizaje que no estoy asimilando aquí?

Por ejemplo, si siempre eliges personas inadecuadas en el amor, ¿a qué señales tendrás que estar atento/a la próxima vez que conozcas a alguien? ¿En qué puedes fijarte y qué debes dejar claro desde el principio para salir de ese guion repetitivo?

Epicteto recomienda pensar bien antes de actuar y seguir nuestros valores para no dejarnos llevar por nuestro piloto automático emocional ni por prejuicios. De ese modo, será más fácil elegir bien y ser feliz.

Una preocupación excesiva

Pregunta/comentario de un buscador

¿Y si mi pareja deja de amarme? ¿Y si mi jefe piensa que soy un mal trabajador? ¿Y si se complica mucho mi futuro? ¿Y si...?

Respuesta de Epicteto (*Máximas*, Del conocimiento de sí mismo, 5)

¡Vives ciego, eres injusto contigo mismo! Podrías elegir centrarte solo en lo que depende de ti, pero en lugar de eso te preocupas por miles de cosas que no puedes controlar y que te alejan de una buena vida.

Reflexión psicológica

¿Te causas sufrimiento innecesario?

El filósofo recomienda reorientar la atención para preocuparte menos, dar más importancia a lo que puedes gestionar y aceptar todo lo demás como cosas inevitables.

Para los estoicos, preocuparnos por cómo nos ven los demás o por las pérdidas del mañana es tan absurdo como ponernos a llorar porque llueve. Si llueve nos protegemos con un paraguas: eso está en nuestras manos.

¿Cómo puedes protegerte mejor para no preocuparte por cosas que no dependen de ti?

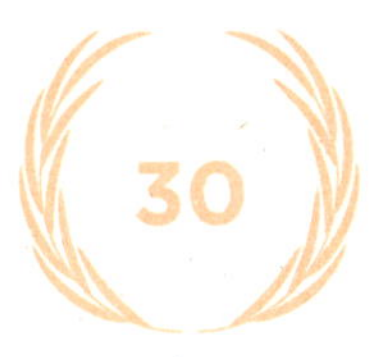

Actúa con humildad y humor

Pregunta/comentario de un buscador

Soy sensible a la crítica, sobre todo lo llevo fatal cuando me entero de que hablan mal a mis espaldas. ¿Qué puedo hacer?

Respuesta de Epicteto (*Manual*, capítulo XXXIII)

Si te enteras de que alguien te critica a tus espaldas, no te defiendas de lo que ha dicho, mejor responde: «Pues parece que no me conoce suficiente y ha dicho poca cosa, si no habría hablado de muchos otros defectos que también tengo».

Reflexión psicológica

Respuesta estoica ante la crítica: humildad y humor.

En psicología hay ejercicios que nos proponen el uso de la «exageración con humor» como técnica cuando alguien nos critica. Según esta técnica, si alguien te dice, por ejemplo: «¡Pues sí que has engordado!». Tú dirías algo como: «Sí, he venido rodando por la calle y en el trabajo me felicitan porque creen que estoy embarazada».

Dicen que Sócrates también era capaz de reírse de sí mismo. En una actuación teatral con el aforo completo lo imitaron durante la obra y él se puso en pie e hizo gestos para indicar que se referían a él, mostrando que no le preocupaban esas burlas.

Piensa en una crítica que te hayan hecho recientemente.

¿Cómo puedes exagerarla con humor para reírte un poco, en lugar de amargarte?

Agarrar o soltar

Pregunta/comentario de un buscador
Me gustaría tener un estilo de vida que no está al alcance de mis posibilidades, pero me niego a aceptarlo.

¿Qué me recomiendas?

Respuesta de Epicteto (*Máximas*, Del propio perfeccionamiento, 17)
Un niño metió la mano en un frasco con apertura estrecha que estaba lleno de golosinas, y cogió tantas que le resultaba imposible sacar el puño cerrado, viéndose obligado, entre lágrimas, a soltar casi todas las golosinas para liberarse.

Tú eres ese niño: deseas mucho y no puedes tenerlo todo; desea menos, reduce tu ambición excesiva y verás satisfechos tus deseos.

Reflexión psicológica

Todos somos ese niño en algún momento de la vida. Nos damos cuenta de que no podemos tenerlo todo, a veces debemos elegir entre opciones y quedarnos sin esa «golosina» que tanto deseábamos. En ocasiones, las cosas materiales nos atrapan y tenemos que elegir entre poseer algo y esclavizarnos o renunciar y buscar otras ilusiones en la vida para ganar libertad.

La satisfacción personal depende de seleccionar bien nuestros deseos y de tener flexibilidad mental. Si elegimos un deseo alcanzable y ético, y estamos dispuestos a ajustar nuestras expectativas, será más fácil estar contentos y tranquilos.

Hay deseos que nos esclavizan. Lo irónico es que eso nos sucede antes de alcanzar el propio deseo (por la espera impaciente y la ansiedad que conlleva desear algo) e incluso después de alcanzarlo (si mi deseo fue una gran casa con jardín y piscina, ahora estoy «esclavizado» por todo el trabajo que la casa conlleva).

A veces toca soltar para liberarse, como el niño del ejemplo de Epicteto.

Sé un buen ejemplo

Pregunta/comentario de un buscador
¿Es bueno compartir mi filosofía de vida con los demás? Si veo que a mí me ha ido bien, ¿debería animar a los demás a hacer lo mismo?

Respuesta de Epicteto (*Manual*, capítulo XLVI)
No presumas de tu filosofía de vida y no hables con gente insensible o ignorante sobre tus valores espirituales. Es mejor que te limites a seguir esos valores. Por ejemplo, en un banquete no digas a los demás cómo se debe comer, come tú de la manera correcta. Sé un buen ejemplo.

Reflexión psicológica
Las palabras son enanos y los hechos son gigantes, dice un proverbio.

La gente te recuerda más por cómo la haces sentir

y por tu ejemplo que por todo lo que dices. Ser buena persona te ayuda a encajar en cualquier contexto humano.

¿Utilizas los valores humanos como fortalezas para resolver problemas y preocupaciones?

¿Practicas la humildad, la paciencia y la confianza en tus relaciones?

¿Te consideras un buen modelo de ser humano? ¿Por qué?

¿Qué estás dispuesto a hacer?

Pregunta/comentario de un buscador

Dicen que meditar ayuda a ganar espacio interior y libertad, pero yo no aguanto ni diez minutos con los ojos cerrados. ¿Qué me dices a eso?

Respuesta de Epicteto (*Máximas*, De la libertad y de las esclavitudes, 9)

Buscando una «falsa libertad» muchas personas se exponen a grandes peligros: saltan al mar, se precipitan desde las torres más altas; ciudades enteras acaban en llamas... Y tú, por la libertad verdadera, ¿esperas no tener que dedicar tiempo ni atención ni hacer ningún pequeño sacrificio?

Reflexión psicológica

Epicteto nos habla en muchas ocasiones del precio que tiene cada logro en nuestra vida. Si queremos ganar libertad interior, aprender a gestionar emociones o manejar mejor nuestras obsesiones, debemos invertir tiempo y dedicación en ello.

¿Cuántos libros de expertos en controlar preocupaciones has estudiado seriamente?

¿Cuánto tiempo has dedicado a sesiones de psicoterapia para trabajar con tu mente?

¿Cuántos años de meditación y ejercicios de relajación has practicado?

¿Te has propuesto dedicarte a tu crecimiento personal como si fuera un arte que durará toda la vida?

Como dice el sabio: ¿Qué esperas lograr si no haces ningún pequeño sacrificio?

Cómo tener éxito en la vida

Pregunta/comentario de un buscador
¿Cómo puedo tener éxito en la vida?

Respuesta de Epicteto (*Manual*, capítulo XIII)
Serás siempre invencible si no participas en ninguna lucha donde la victoria no dependa de ti.

Reflexión psicológica
¿Qué significa tener éxito para ti? Todos sabemos qué significa la palabra *éxito*, pero ¿realmente nos paramos a pensar qué cosas concretas tienen que cumplirse para considerar que tenemos éxito?

Para algunos es ser bueno en lo que haces, para otros significa ser el mejor en lo que haces. Hay una gran diferencia entre estos dos conceptos. Mientras uno consigue sentirse exitoso fácilmente, el otro tal vez nunca lo consiga porque siempre encontrará a alguien que sea «mejor». Para algunos, tener éxito equivale a tener dinero, pero ¿cuánto es suficiente?

¿Y qué tal si pensamos que tener éxito es saber resolver nuestros problemas? La mayoría de nosotros podemos sentir que tenemos éxito si pensamos así.

Epicteto nos recomienda centrarnos solo en aquellas cosas que dependen de nosotros y son alcanzables.

Reflexiona un momento sobre qué significa tener éxito para ti y luego piensa si encaja con la recomendación de Epicteto: ¿depende al ciento por ciento de ti y es alcanzable?

La soledad no existe

Pregunta/comentario de un buscador
Tengo miedo a la soledad.

Respuesta de Epicteto (*Máximas*, De la religión y de los dioses, 7)
Cuando sea de noche y estés en tu habitación a oscuras con la puerta cerrada, no pienses que estás solo. No lo pienses ni por un momento, estés donde estés, ni aunque lo que te rodee parezca desierto. Porque no lo estás.

Reflexión psicológica
En un cuento de la India, para ponerlos a prueba, un maestro pide a un par de posibles discípulos que maten un pollo «donde nadie lo pueda ver». Un discípulo se va a un cuarto, cierra la puerta, mata el pollo y se lo lleva muerto al maestro. El segundo le devuelve

vivo el pollo y le dice: «Me he encerrado en un cuarto e iba a matar el pollo, pero he recordado que mi maestro ha dicho "donde nadie lo pueda ver", y allí el pollo me estaba viendo y yo estaba viendo al pollo, y Dios nos estaba viendo al pollo y a mí, por lo que no será nunca posible matar el pollo donde nadie lo vea». Y a este segundo hombre el maestro lo aceptó. Él era el verdadero discípulo.

Con independencia de tu postura acerca de creer en Dios, ser agnóstico o escéptico, ¿acaso no te acompaña tu conciencia a todas partes? Para el estoico, la soledad no existe.

¿Cómo mejoraría tu vida saber que la soledad no existe? ¿Por qué?

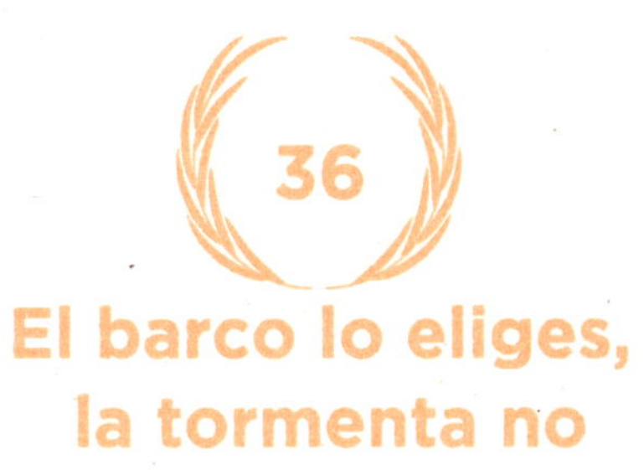

36
El barco lo eliges, la tormenta no

Pregunta/comentario de un buscador
No soy bueno/a eligiendo. Suelo elegir carreras que luego me aburren, acabo en trabajos que no me gustan e incluso soy malo/a eligiendo pareja. ¿Qué puedo hacer?

Respuesta de Epicteto (*Máximas*, De la resignación, 5)
Siempre debemos centrarnos en lo que depende de nosotros, permaneciendo firmes y tranquilos respecto a lo demás. Si me veo obligado a viajar en barco, ¿qué debo hacer? Pues lo que está en mis manos y me parece razonable: escoger el barco, el puerto y el día del viaje, e informarme sobre el capitán y la tripulación. Luego, si en alta mar nos enfrentamos a una tormenta, eso ya no depende de mí.

Reflexión psicológica

Cuando buscas un nuevo trabajo, una nueva casa o incluso una nueva pareja, tómate un momento y reflexiona primero sobre las características de aquello que estás buscando. ¿Qué características debería cumplir? Haz una lista y anota qué depende de ti y qué no.

Veamos el ejemplo del trabajo. Piensa en todo lo que debe cumplir un puesto de trabajo para que puedas sentirte bien. Tal vez te importan el horario, el sueldo y la distancia a la que está, y eliges un trabajo en función de eso.

Está bien, has pensado en las cosas más importantes para ti y has encontrado un trabajo que cumple esos requisitos.

Pero luego te encuentras con compañeros que no son simpáticos o con tareas que no sabías que estaban incluidas en tu puesto. ¿Eso quiere decir que elegiste mal? No, porque esas cosas no estaban en tus manos, no podías elegirlas.

Ahora debes poner la atención en lo que sí está en tus manos para resolver los puntos que te dificultan el trabajo y practicar la serenidad con las cosas que no puedes cambiar.

La actitud de un enfermo

Pregunta/comentario de un buscador
¿Por qué nos cuesta tanto reconocer nuestros puntos débiles y mejorar?

Respuesta de Epicteto (*Máximas*, De la filosofía y los filósofos, 18)
Un médico trata a un enfermo y le dice: «Como tienes fiebre, no comas mucho y bebe solo agua». El enfermo obedece el consejo sin quejarse, le paga al médico e incluso queda agradecido.

En cambio, cuando un filósofo o sabio le dice a un ignorante: «Te dejas llevar demasiado por tus deseos, sufres por miedos irracionales y tienes creencias falsas respecto a algunas cosas», se enfada y se ofende.

¿A qué se debe esta diferencia de actitud? Es sencillo: el enfermo siente su mal y el ignorante no siente el suyo.

Reflexión psicológica

Sócrates dice que la verdadera sabiduría consiste en reconocer la propia ignorancia. Epicteto, admirador de Sócrates, nos dice algo parecido cuando compara al enfermo con el ignorante. El enfermo sabe que le pasa algo y confía en el experto de la salud para mejorar. El ignorante no es consciente de lo que le pasa y, por lo tanto, no acepta ninguna pauta o consejo.

Y tú, ¿alguna vez has rechazado un buen consejo que iba dirigido a tu forma de ser? ¿Cómo notas que alguien resalta una debilidad tuya de manera constructiva, con ánimo de ayudar? ¿Crees que tu actitud es más la de un enfermo que busca ayuda o la de un ignorante?

Confianza y precaución

Pregunta/comentario de un buscador

No sé si es mejor intentar controlarlo todo para asegurar que las cosas salgan bien o pasar de todo confiando en que saldrán bien, sin intervenir.

Respuesta de Epicteto (*Máximas*, De la opinión engañosa de las cosas, 15)

Que tengas cuidado con lo que piensas o haces respecto a los demás y a tu vida no significa que seas desconfiado. De ti depende encontrar un buen equilibrio entre la precaución y la confianza. Lo mejor que puedes hacer es tener cuidado con las cosas que dependen de ti y tener confianza con respecto a aquellas cosas que no dependen de ti.

Reflexión psicológica

Tener confianza en las cosas que no dependen de nosotros y precaución con las que sí dependen de nosotros: si actuásemos realmente de manera acorde con esta máxima de Epicteto, seguro que sufriríamos menos. Imaginemos dos ejemplos:

En una entrevista de trabajo actuaríamos con precaución e inteligencia porque lo que decimos y hacemos en ella depende de nosotros. Después estaríamos relajados y tranquilos porque sabemos que el resultado (si nos contratan o no) no depende de nosotros.

Cuando educamos a un niño, están en nuestras manos muchas cosas: los valores que le transmitimos, qué ejemplo somos para él, etc. Cuando ese niño sea una persona adulta y pueda tomar sus propias decisiones, tendremos confianza en que las cosas le vayan bien sin estar encima de él, controlando su vida o intentando tomar decisiones por él.

Piensa en algún tema que te preocupe y pásalo por el filtro de la parte que depende de ti (precaución) y de la parte que no depende de ti (confianza). ¿Cómo cambia tu preocupación?

Todo tiene un precio

Pregunta/comentario de un buscador

Me suelo comparar con gente que tiene más dinero, más posesiones o más fama que yo y no puedo evitar pensar que seguramente son más felices que yo.

Respuesta de Epicteto (*Manual*, capítulo XXV)

Veamos: ¿a cuánto se venden las lechugas? Supongamos que a una moneda. Si alguien paga una moneda, recibe la lechuga, y tú, como no lo pagas, no la recibes. Pero no pienses que tienes menos que la persona que compra la lechuga. Porque igual que esa persona tiene ahora una lechuga, así tú aún tienes la moneda que no has pagado.

Reflexión psicológica

Con esta metáfora Epicteto nos invita a reflexionar acerca de que todo tiene un precio. Puede que veas que alguien posee algo que te gustaría tener y te invaden sentimientos de envidia, tristeza o ira. Pero tal vez no estés teniendo en cuenta lo que le costó a esa persona conseguir esa casa, ese coche, esas vacaciones o cualquier otra cosa que envidies de ella, no sabes qué sacrificios ha tenido que hacer. Tal vez son muchas horas extra en el trabajo, tal vez ha gastado todos sus ahorros, tal vez ha tenido que pelearse con su pareja o someterse a sus jefes quedándose sin tiempo libre, etc.

La próxima vez que te compares con una persona y sientas que tienes menos que ella, piensa que todo tiene su precio y que tal vez no estarías dispuesto/a a pagar el precio real o emocional que sí ha estado dispuesta a pagar esa persona.

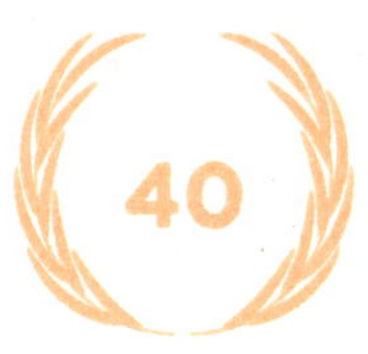

No te limites

Pregunta/comentario de un buscador

Soy una persona demasiado «quedabién». No me gusta llamar la atención y suelo adaptarme a los demás, pero luego me arrepiento.

Respuesta de Epicteto (*Máximas*, Del propio perfeccionamiento, 72)

No te limites por tus amistades, no dejes de hacer cambios positivos en tu vida por miedo a que se rían de ti.

¿Qué prefieres: ser alguien sin valores para gustar a gente desagradable o hacer lo que consideras correcto con el riesgo de que te critiquen?

Reflexión psicológica

Es sin duda más fácil pensar y actuar tal como lo hace la mayoría de las personas y, sobre todo, tal como lo hacen aquellos con quienes tratamos a menudo. Nos ahorramos quedar mal o tener que dar explicaciones.

¿Pero acaso podemos decir que esa es una vida auténtica?

Imagina que Gandhi no hubiera perseguido la causa de la no violencia para evitar destacar negativamente, o que Marie Curie hubiera pensado que era más apropiado para una mujer no meterse en campos en aquella época tan masculinos como la física y la química.

No tenemos que aportar nada extraordinario a la humanidad para seguir este consejo de Epicteto y vivir una vida auténtica. Los estoicos nos animan siempre a pensar y hacer lo que nos parece correcto y ético, independientemente de cómo lo vea la mayoría de la gente. Buscan una vida con alma.

¿Alguna vez has hecho lo contrario que la mayoría de la gente porque creías que era lo correcto? ¿Cómo te hizo sentir? ¿Qué le dirías a un amigo que tiene miedo de «destacar» por una buena causa que quiere perseguir?

Haz un buen uso de la imaginación

Pregunta/comentario de un buscador

A veces me paso horas pensando en posibles peligros futuros que no dependen de mí. ¿Qué puedo pensar o hacer en estos casos?

Respuesta de Epicteto (*Manual*, capítulo I)

Cuando te alteres emocionalmente por imaginar cosas desagradables, puedes hablarle a esa fantasía y decirle: «Solo eres un producto de mi imaginación, no eres la realidad». Después analiza si es algo que puedes controlar o no. Y si llegas a la conclusión de que se trata de algo que no depende de ti, puedes finalizar diciendo «esto a mí no me corresponde».

Reflexión psicológica

¿Cuándo sufrimos mayor ansiedad? Cuando anticipamos futuros catastróficos, nos obsesionamos con amenazas inevitables, queremos ir con la mente más rápido de lo que va la vida, y cuando creemos que no tenemos suficientes recursos. La mayor parte de la ansiedad que experimentamos se debe a un mal uso de nuestra imaginación.

Pero podemos utilizar la imaginación en contra de nosotros o a nuestro favor. Mucha gente la utiliza para resolver problemas, para ser creativa en sus trabajos, para amar mejor y para ganar calidad de vida.

Epicteto sugiere que diferenciemos la imaginación de la realidad para sufrir menos. Muchas veces la realidad supera a la ficción, es mucho más rica y con más matices. Puede haber recursos, fortalezas, ayudas, experiencias positivas en la vida real que no seamos capaces de imaginar cuando nos angustiamos por el futuro.

Una conocida cita dice: «Si no lo puedes controlar, ¿para qué preocuparte?, y si lo puedes controlar, ¿para qué preocuparte?».

Si descubres que no depende de ti controlar este tren, pues relájate y disfruta del viaje.

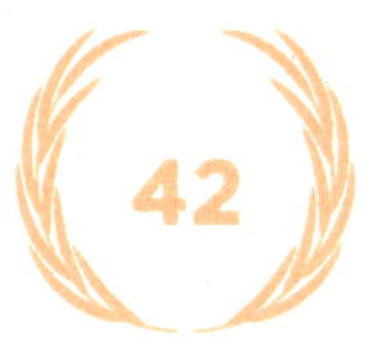

No trates de evitar lo inevitable

Pregunta/comentario de un buscador

Me da pánico acabar pobre, enfermar o morir, y siempre hago mil cosas para alejarme de ello.

Respuesta de Epicteto (*Manual*, capítulo II)

Si vives tratando de evitar la enfermedad, la muerte o la pobreza, serás una persona desgraciada.

Reflexión psicológica

Según Epicteto, vivir tratando de evitar las cosas desagradables a todas horas implica ser un esclavo, un prisionero del miedo.

Esto no quiere decir que el miedo no sea útil e intuitivo a veces. El problema aparece con el exceso, cuando nos paraliza y nos bloquea innecesariamente, alejándonos del tipo de persona que queremos llegar a ser.

Buda descubrió de muy joven que la enfermedad, la vejez y la muerte son inevitables. Por eso, en lugar de vivir evitándolas o fingiendo que no existían, dedicó el resto de su vida a buscar la libertad interior. No podía controlar los factores externos que nos condicionan a todos, pero después de muchos años de búsqueda conquistó su mundo interior y, al hacerlo, se iluminó.

Buda y Epicteto podrían compartir muchos puntos de vista acerca de lo que nos hace sufrir y lo que nos libera (nuestro estado mental, lo que evitamos y lo que buscamos en la vida).

Los valores humanos

Pregunta/comentario de un buscador
¿Qué opinas de las personas egoístas?

Respuesta de Epicteto (*Máximas*, De la amistad, 3)
Una vida dominada por el «yo» y «lo mío» es similar a la vida de un animal. Esa vida no es propia de un ser inteligente que puede hacer uso de la razón. Si el «yo», mis intereses, están alineados con valores como la honestidad, la justicia, etc., entonces seré un buen amigo, un buen hijo, un buen padre y un buen esposo. Pero si solo pienso en mi propio interés, entonces ya no seré amigable.

Reflexión psicológica
Aquí se nos plantea que una vida basada en el ego no nos trae nada bueno. ¿Cómo se puede vivir mejor? Una buena forma de liberarse de esas cadenas del

«yo» y «lo mío» es vivir con valores humanos, según el sabio.

Piensa en algún problema de tu vida actual. ¿Qué valor necesitas hoy para sentirte mejor con ese tema? ¿Generosidad, honestidad, perseverancia, amistad, esperanza, paciencia, serenidad, confianza? ¿Qué puedes hacer por tu parte para alimentar y experimentar mejor ese valor que necesitas?

El dalái lama dijo una vez que «es muy difícil ser feliz sin valores humanos». Parece que Epicteto habría estado de acuerdo con él.

El cuerpo es solo una parte de ti

Pregunta/comentario de un buscador
¿Cómo puedo sentirme bien si padezco dolor crónico o si estoy enfermo/a?

Respuesta de Epicteto (*Manual*, capítulo IX)
La enfermedad limita al cuerpo, no a la voluntad. Estar cojo limita las piernas, pero no tu voluntad. Repítete esto ante cada cosa que te suceda y te darás cuenta de que lo que te ocurre puede limitar parte de ti, pero no puede limitar tu esencia, tu alma.

Reflexión psicológica
Cuando, debido a la enfermedad, una persona se ve limitada, puede atravesar alguna de las etapas del duelo. Primero se niega a aceptar su nueva limitación y quiere encontrar alternativas para solucionar su problema y estar como antes. Cuando comprende que

esto no es realista, le sobrevienen sentimientos de ira y luego de pena y tristeza. Pero, tras un tiempo, si la persona no se queda bloqueada, dicen que se logra la aceptación.

¿Quiénes se sobreponen mejor y más rápido? Las personas que se centran en todo lo que todavía pueden hacer a pesar de sus limitaciones. Esas personas se adaptarán mejor a su realidad, tendrán mayor autoestima y sufrirán menos.

¿Qué puedes hacer por tu parte para disfrutar más de la vida sin depender tanto de tu estado físico?

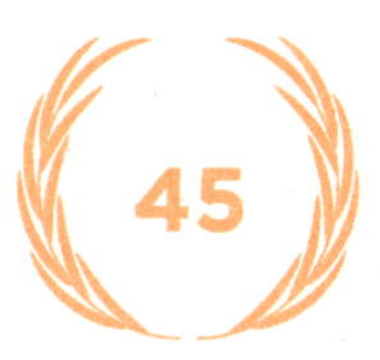

El papel que te ha tocado

Pregunta/comentario de un buscador

Suelo pensar que tengo mala suerte cuando me comparo con los demás. Las cosas no me van tan bien como al resto del mundo y eso me causa ansiedad.

Respuesta de Epicteto (*Manual*, capítulo XVII)

Recuerda que eres el actor de un «drama» donde hay un director que decide el papel que te toca representar: si quiere que tu actuación sea breve, será breve; si quiere que sea larga, será larga. Si quiere que interpretes a un mendigo, entonces trata de representarlo con naturalidad. Y ocurre lo mismo si te ha tocado ser un cojo, un juez o una persona común.

Es decir, lo único que depende de ti es representar lo mejor posible el personaje que te ha tocado ser y vivir; pero es otro quien elige el papel que te corresponde.

Reflexión psicológica

A veces, para sufrir menos tenemos que ajustar las expectativas a la realidad y reconocer nuestros límites. Eso no significa que no debamos luchar por conseguir buenas metas, sino comprender que también existe el destino; la vida da muchas vueltas y no todo está en nuestras manos. El hombre propone y la vida dispone.

La época y el lugar donde naciste, los padres que te han tocado, la educación que recibiste y las circunstancias en las que vives influyen en las probabilidades que tienes de ser «alguien» en la sociedad, pero nada de eso lo elegiste tú.

Tú solo eliges cómo lo llevas, cómo te lo tomas y cómo respondes a todo eso. Te reparten unas cartas mejores o peores, y tú decides cómo las juegas.

¿De qué manera crees que aceptar con sabiduría lo inevitable aumenta tu bienestar? ¿Puedes reflexionar e inspirarte en la vida de algún sabio de la historia y ver qué hizo ante las circunstancias que le tocaron vivir?

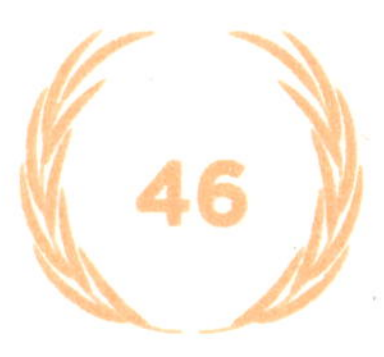

El precio emocional

Pregunta/comentario de un buscador
Hay un cambio importante que quiero hacer en mi vida, pero lo estoy aplazando por miedo a la reacción de algunas personas de mi entorno.

Respuesta de Epicteto (*Manual*, capítulo XXII)
Si deseas hacer un cambio en tu vida relacionado con tu desarrollo interior, prepárate para las críticas y burlas de los demás. Te dirán cosas como: «¡Ahora va de filósofo!» o «¡Ahora se cree mejor que el resto!».

Haz lo que te parezca correcto, pero sin creer que eres mejor que nadie. Piensa que, si permaneces firme en tu desarrollo personal, quienes antes se reían de ti luego te admirarán. Pero si te desanimas por los demás será como perder dos veces: ante ti mismo y ante los demás.

Reflexión psicológica

Una y otra vez los estoicos recomiendan quitar importancia a las burlas y críticas de la gente, ya que no podemos controlar lo que opinen los demás. Pero igualmente podemos hacer lo que creamos correcto.

Nos sienta bien que los demás aprueben lo que decimos o hacemos, eso nos puede generar cierta dependencia. A veces incluso preferimos no hacer lo que nos gusta, retrasar un cambio importante o no opinar sobre algunos temas por miedo a la desaprobación.

Y es que ser diferente requiere valentía, pero también puede servir de inspiración a otros y animarlos con nuestro ejemplo a hacer cambios que antes no se atrevían a hacer.

¿Alguna vez te has atrevido a ser «diferente»? ¿Cómo te has sentido? ¿Crees que eso pudo inspirar a alguien?

La auténtica riqueza

Pregunta/comentario de un buscador

¿Cómo podría estar tranquila y feliz una persona que no tiene mucho dinero?

Respuesta de Epicteto (*Máximas*, De las riquezas, 2)

Tu riqueza actual no depende de ti, pero sí depende de ti ser feliz. La riqueza material puede durar poco, se acaba. Pero la felicidad que obtienes de la sabiduría te acompañará toda tu vida.

Reflexión psicológica

Parecemos deslumbrados por acumular «juguetes» materiales que se rompen y estropean con el paso del tiempo. Pero la prioridad del sabio es conseguir la felicidad interior duradera. El sabio es consciente de que la felicidad que se obtiene de las cosas tiene fecha de caducidad, por eso dedica tiempo y energía a su trabajo interior.

Los niños y las niñas más felices no son los que tienen más juguetes, sino los que saben jugar con los juguetes que les han tocado. Los niños y las niñas no quieren juguetes, lo que quieren es jugar y pasárselo bien jugando.

¿Cómo puede ayudarte el autoconocimiento a pasártelo mejor en tu vida?

Conoce tus fortalezas

Pregunta/comentario de un buscador
Elegí un trabajo que se me da muy mal. ¿Qué puedo hacer ahora?

Respuesta de Epicteto (*Manual*, capítulo XXIX)
Revisa la tarea a la que te quieres dedicar, y después analiza si tu naturaleza te acompaña para ver si podrás con esa carga. ¿Quieres competir en algún deporte? Examina tus brazos, tus piernas, tus músculos, ya que cada uno nacemos con distintas fortalezas.

Reflexión psicológica
A veces nuestras fortalezas nos pueden sorprender, pero tenemos que reconocerlas y ser conscientes de ellas. ¿Cómo te sentirías si debido a un accidente de coche tuvieras que renunciar a tu sueño de ser futbolista de la selección de tu país? ¿Qué tal si entonces

dejaras atrás el fútbol y empezaras a tocar la guitarra y a cantar, logrando vender millones de discos? Esa es la historia real de Julio Iglesias.

A veces insistimos en llevar a cabo algunas tareas sin saber lo que se nos da bien, sin saber en qué destacaríamos. Puede que debido a las circunstancias descubras que no puedes dedicarte a un trabajo determinado y sufras por ello. Pero eso no quiere decir que no tengas habilidades para el éxito en otros ámbitos. En ocasiones nos redescubrimos por el camino y nos sorprendemos a nosotros mismos.

¿Cuáles son tus fortalezas y en qué contextos son más apreciadas?

Revisa tus pensamientos

Pregunta/comentario de un buscador
A veces pienso que no sirvo para nada y que no puedo esperar nada bueno de la vida. ¿Qué puedo hacer cuando pienso cosas malas de mí?

Respuesta de Epicteto (*Máximas*, Del propio perfeccionamiento, 2)
Puedes comprobar cómo cualquier banquero examina bien el dinero que le dan para que no le engañen. Y pone en ello todos los sentidos: la vista, el tacto, etc.

Todos somos como los banqueros en las cuestiones que nos interesan de verdad: cuando algo nos motiva lo atendemos con todos los sentidos para comprobar que esté bien.

Pero parece que analizar nuestros pensamientos no nos motiva lo suficiente porque aceptamos lo que pensamos como si todo fuera válido y útil.

Reflexión psicológica

Nosotros no elegimos lo que pensamos. Muchos pensamientos son automáticos y se basan en nuestra educación, nuestra cultura, nuestro estado emocional, nuestra etapa vital actual, etc. Puede que leyendo esto ahora pienses «leer esto es muy aburrido» o «este filósofo es muy interesante». Pero, pienses lo que pienses, no lo has elegido. No obstante, de ti depende validar y creerte lo que aparece por tu mente.

De ti depende lo que haces con lo que piensas. Puedes pasar tus pensamientos por un filtro y evaluar si son útiles o prácticos o si te ayuda a sentirte bien pensar de esa manera.

Puedes practicar el pensamiento intencional, repetirte mentalmente ideas constructivas o leer libros que te ayuden.

HAGAMOS UN PEQUEÑO EJERCICIO:

¿Cómo te sientes justo ahora? ¿Qué estás pensando de ti, de los demás y de la vida?

¿Eres capaz de ver la conexión que hay entre lo que piensas y lo que sientes?

¿Qué pensamientos sobre ti mismo/a te parecen útiles para repetírtelos mentalmente a fin de ganar confianza?

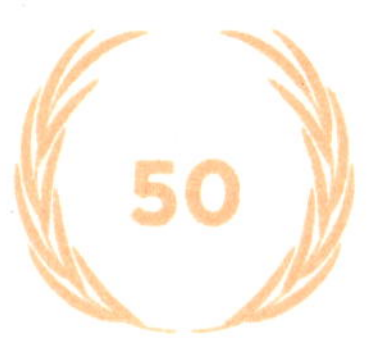

Imita a los sabios

Pregunta/comentario de un buscador

Cuando me toca hablar con algún jefe me pongo de los nervios.

Respuesta de Epicteto (*Manual*, capítulo XXXIII)

Si tienes que reunirte con una de esas personas que se creen superiores a los demás, piensa en qué habrían hecho Sócrates o Zenón (maestro estoico) en tu lugar y te será más fácil apreciar lo que pase en esa reunión.

Reflexión psicológica

En muchas situaciones ayuda tener un referente, un modelo ideal. Elige a quien tenga las habilidades y la sabiduría que a ti te resultarían útiles.

¿Puedes imaginarte a esa persona con todo lujo de detalles? ¿Puedes imaginarte su postura, cómo se expresaría, cómo hablaría, a qué velocidad y volumen lo haría?

A continuación, imagina que te metes en la piel de esa persona más hábil o sabia. ¿Cómo te sientes? ¿Cambia tu punto de vista acerca de esa situación? ¿Qué piensas de ti y de los demás siendo ese modelo ideal? ¿De qué te has dado cuenta?

Hazlo igualmente

Pregunta/comentario de un buscador

¿Qué pasa cuando hago algo que mis seres queridos o amigos no apoyan? ¿Es mejor hacerlo en secreto y, de esa manera, ahorrarme discusiones, o lo hago abiertamente?

Respuesta de Epicteto (*Manual*, capítulo XXXV)

Cuando estés convencido de hacer algo que es bueno, no te preocupes de que los demás se enteren, aunque no estén de acuerdo. Si no te estás comportando con valores humanos, entonces evita esa acción. Pero si actúas con valores, ¿por qué te vas a preocupar de aquellos que te critican injustamente?

Reflexión psicológica

Muchas personas dejan de hacer cosas buenas o se ocultan por miedo al qué dirán, como por ejemplo ir al psicólogo, estudiar lo que realmente les gusta, tener un maestro de meditación, etc.

Si te preocupa lo que piensen los demás hasta el punto de que dejas de hacer cosas buenas, perderás tu equilibrio mental y serás más infeliz a largo plazo.

Si lo que haces está en concordancia con tus valores, te acerca a la paz interior y a la felicidad, si sabes que actúas correctamente y no perjudicas a nadie, ¿por qué vas a seguir preocupado por los demás?

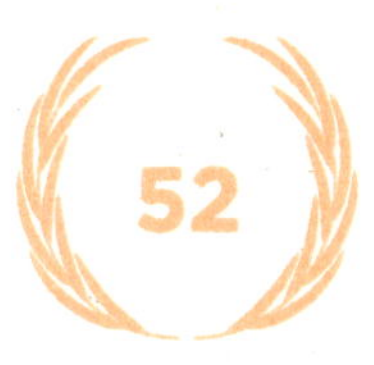

¿Eres un obstáculo para ti mismo?

Pregunta/comentario de un buscador

Todo mi estilo de vida es una contradicción. Me importa mi salud, pero no hago ejercicio. Quiero cambiar de trabajo, pero no envío ningún currículum. Quiero aprobar los exámenes, pero no estudio. Quiero a mi pareja, pero no la cuido. Sé lo que me sienta bien, pero no lo hago. ¿Qué consejo me darías?

Respuesta de Epicteto (*Máximas*, Del propio perfeccionamiento, 29)

Agripino dijo una frase inspiradora: «Nunca seré un obstáculo para mí mismo».

Reflexión psicológica

Todos llevamos dentro un «saboteador interior» que, para protegernos y evitarnos incomodidad, a veces posterga tareas importantes y pone excusas.

Por ejemplo, queremos cuidar de nuestro cuerpo y nos apuntamos al gimnasio. Y entonces nos vienen pensamientos como: «Si no tengo tiempo para entrenar...», «Es muy caro ir al gimnasio...», «¿De verdad creo que me voy a poner en forma, con la barriga que tengo?».

Y al final acabamos en casa viendo la tele y comiendo pizza. Nuestro saboteador interno nos «protege» de la incomodidad de ir a entrenar. A corto plazo, ganan la comodidad, el placer, pero a largo plazo empeora la autoestima.

¿En qué situaciones eres un obstáculo para ti mismo/a? ¿Qué sensaciones evitas cuando postergas algo importante (pasar miedo, vergüenza, perder comodidad, etc.)? ¿Qué podrías hacer para dedicarte a lo que es importante, pero cuidando al mismo tiempo tu comodidad?

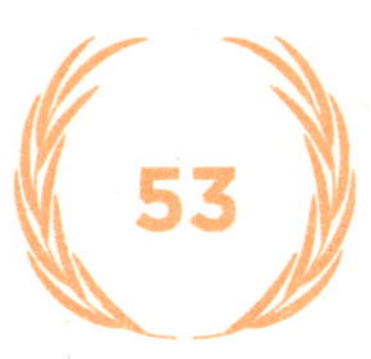

El enemigo oculto

Pregunta/comentario de un buscador
¿Cómo sabré si estoy avanzando en mi desarrollo personal? ¿Cómo sabré que las cosas ya no me afectan igual que antes, que estoy logrando ser más estoico/a?

Respuesta de Epicteto (*Manual*, capítulo XLVIII)
Señales de que una persona se toma las cosas con filosofía: no critica a nadie, no alaba a nadie para obtener algo, no se queja de nadie, no acusa a nadie y no habla de sí misma como si fuese una gran persona o alguien muy sabio.

Si los demás piensan que es tonta o ignorante, no le importa. En pocas palabras, permanece atenta a su interior vigilando a su ego como a un enemigo oculto.

Reflexión psicológica

Imagínate que eres una persona como la que describe Epicteto. Probablemente serías una persona más despreocupada, tranquila y feliz.

¿Y qué nos impide vivir así? Nuestro ego, una parte orgullosa de nosotros que se cree que somos muy importantes.

Pero en todas las tradiciones místicas, espirituales y filosóficas se le da importancia a disolver el ego, ir más allá de esa falsa identidad para buscar respuestas verdaderas a la pregunta «¿Quién soy yo?».

Epicteto nos anima a estar atentos a ese «enemigo oculto» para aclarar el pensamiento y conservar la calma.

Tu espíritu de lucha

Pregunta/comentario de un buscador
Cuando algo te sale mal, no tienes ganas de intentarlo otra vez. Estoy desanimado/a porque las cosas no me salen bien, aunque me esfuerzo.

Respuesta de Epicteto (*Máximas*, Del propio perfeccionamiento, 73)
No te desanimes nunca por nada. Mejor imita a los maestros del combate, que cuando ven a un novato rodar por el suelo le obligan a levantarse y a volver a la lucha. Haz tú lo mismo con tu espíritu. Lo primero es querer y lo demás ya vendrá por sí solo.

Reflexión psicológica
¿Tu espíritu de lucha depende de ti? ¿Tu ánimo depende de ti?

Todo lo que puedes alimentar, hacer crecer y desarrollar depende de ti. Tu espíritu de lucha puedes avivarlo, por ejemplo, con imágenes mentales, a través de ideas que te repites mentalmente, a través de lo que eliges hacer, con las compañías y los sitios que frecuentas, etc.

Recuerda una experiencia que te animó mucho en el pasado. Puede ser un lugar inspirador al que fuiste, personas que te han motivado o algo que viviste que te hizo sentir que la vida tiene sentido. ¿Qué pusiste de tu parte para experimentar ese estado emocional? ¿Podrías repetir lo que hiciste para sentir algo similar en la actualidad?

Lo que sientes no depende de ti, pero sí que depende de ti lo que haces con lo que sientes.

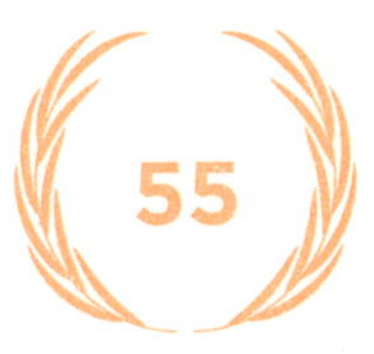

La libertad está en tu mente

Pregunta/comentario de un buscador
Si todos pudiésemos hacer siempre todo lo que deseamos, el mundo sería un caos. Pero seríamos más libres, ¿no?

Respuesta de Epicteto (*Máximas*, De la libertad y de las esclavitudes, 22)
Cuando los sabios hablan de libertad, no se refieren a que desprecies la autoridad. Ningún filósofo ha enseñado nunca a rebelarse contra el propio soberano ni a negarle lo que se le debe.

Lo único que yo enseño a quienes tienen interés en escucharme es a cuidar el pensamiento, ya que este sí que depende de ti y es totalmente libre, porque Dios decidió que seamos dueños exclusivos de lo que pensamos.

Reflexión psicológica

No podemos controlar quién ocupa los puestos de dirección en nuestro lugar de trabajo ni cambiar las leyes de un país. Pero podemos gestionar nuestras interpretaciones acerca de lo que sucede y también podemos elegir con qué estrategia afrontamos lo que está ocurriendo.

Epicteto era un esclavo que supo ser libre interiormente. Aprendió a dominar su mente y sabía apreciar qué era más útil pensar y cómo reaccionar de la mejor manera posible, dadas sus circunstancias.

¿Hay algún contexto en tu vida donde te sientes impotente, con poca libertad? Podría ser una situación familiar, económica, laboral, etc. ¿Cómo influye en tus sentimientos lo que piensas sobre tu situación? A pesar de esto, ¿qué podrías pensar, apreciar o hacer para sentirte más libre y en paz?

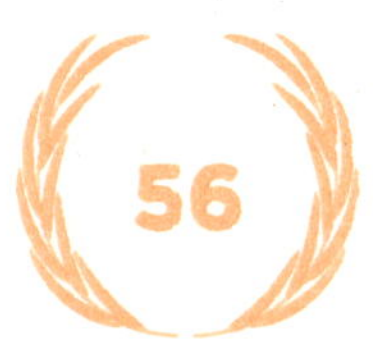

Preferir lo que Dios elige

Pregunta/comentario de un buscador
Últimamente no me sale nada bien.

Respuesta de Epicteto (*Máximas*, De la religión y de los dioses, 2)
Si sucede algo es porque Dios quiere y, personalmente, prefiero eso a cualquier deseo mío. Porque estoy convencido de que Dios elige mejor que yo lo que es bueno para mí. Y le dedico todas mis acciones, mi voluntad y mis temores. En pocas palabras: quiero lo que Dios dispone en mi vida.

Reflexión psicológica
Aquí nos habla alguien que ha sido un esclavo y nos dice que prefiere lo que Dios elija para él.

Y nosotros, que disfrutamos de muchas comodidades y somos lo suficientemente «libres» como para tomar decisiones importantes sobre nuestra vida, nos quejamos de que «las cosas no nos salen bien». Se estima que, si tienes comida en la nevera, algo de ropa para ponerte, un techo sobre la cabeza y un lugar para dormir eres más rico que el 75 % de la población mundial. Y si, además, tienes dinero en el banco, en el billetero y algunas monedas sueltas, te encuentras entre el 8 % de los ricos del mundo.

Tómate un momento para pensar en todas las cosas buenas que hay en tu vida. Piensa también en las cosas que das por sentadas y sin las que nunca te has imaginado vivir. Tras ello, vuelve a tu preocupación y contrástala con esta perspectiva.

Cuida de tu alma

Pregunta/comentario de un buscador
Me da miedo la muerte.

Respuesta de Epicteto (*Máximas*, De la muerte, 8)
Todo el mundo teme a la muerte del cuerpo. Pero ¿a quién le preocupa la vitalidad de su alma?

Reflexión psicológica
Hay personas que tienen miedo a morir porque sienten que aún no han vivido. Otros temen morir porque no saben qué experimentarán después de la muerte. Y otros temen sufrir en el momento de morir y después.

En todos los casos, la prescripción estoica para el temor a la muerte es cuidar de nuestra alma. Es decir, intentar hacer lo mejor con nuestra vida, ser una persona ejemplar, con buenos valores, cuidando no solo de nuestro cuerpo y nuestra mente, sino también de nuestra esencia más humana, y viviendo con fe.

¿Qué diría tu alma si pudiera hablarte y opinar acerca de tu vida? ¿Cómo podrías cuidar más la vitalidad de tu alma, tal como sugiere Epicteto?

No nos quejemos por estar solos

Pregunta/comentario de un buscador
Cuando estoy solo/a, me vuelvo loco/a... Al final, siempre acabo llamando a alguien o quedando con un amigo.

Respuesta de Epicteto (*Máximas*, Máximas diversas, 56)
¿Qué hacen los niños cuando están solos? Se entretienen buscando piedras o formando castillos de arena que luego destruyen. Los niños siempre encuentran una manera de entretenerse y divertirse. Y lo que ellos hacen por pura gracia infantil, ¿acaso tú no puedes hacerlo con tu voluntad y sabiduría? No nos quejemos nunca por estar solos.

Reflexión psicológica
Séneca dice que nunca estarás solo si eres tu propio amigo. Para los estoicos, la soledad es una oportunidad para aprender a estar bien con uno mismo y una oportunidad para acordarnos de que, en realidad, nunca estamos solos, porque aquel que todo lo ha creado siempre está a nuestro lado.

¿Qué es para ti la soledad? ¿Crees que es posible sentirla aunque estés acompañado de mucha gente y viceversa?

¿Cómo cambia tu visión de la soledad cuando imaginas que nunca estás solo/a y que hay un Dios o una fuerza/energía que siempre te acompañará?

Las cosas van y vienen

Pregunta/comentario de un buscador
Me ha costado mucho esfuerzo y sacrifico conseguir un buen nivel de vida y tener un buen sueldo. Me da miedo perder el trabajo y mis posesiones y tener que empezar de cero.

Respuesta de Epicteto (*Máximas*, Máximas diversas, 59)
No posees nada que no te haya sido concedido. El que todo te lo da también te lo puede quitar. Eres, entonces, no solo insensato, sino también desagradecido e injusto cuando intentas ir en contra de esta verdad.

Reflexión psicológica
Aunque creas que todo lo que has ganado en la vida es por mérito propio, según los estoicos deberíamos

ser más humildes y no olvidar que quien todo nos lo da y nos lo quita es Dios. Porque, si lo que tienes fuera tuyo realmente, nadie podría quitártelo.

Epicteto nos recuerda que todo lo que poseemos nos ha sido dado. Por supuesto que hay una parte que controlamos, una parte que nos hemos ganado con nuestro esfuerzo, estrategia y tiempo. Pero es mentalmente más sano aceptar que las cosas vienen tan rápido como se van y que tenemos menos control sobre ello de lo que creemos. De este modo, no lo pasaremos tan mal cuando un día tengamos que despedirnos de algo querido.

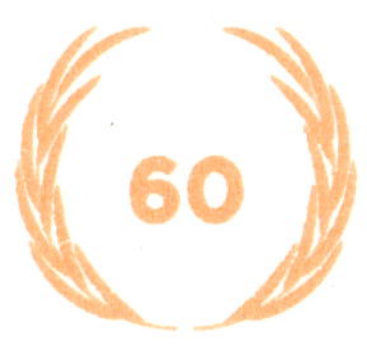

Prisionero del placer

Pregunta/comentario de un buscador
Cuando algo me gusta, me cuesta mucho controlarme para no tenerlo y disfrutarlo, pues creo que los placeres de la vida son importantes para nuestro bienestar.

Respuesta de Epicteto (*Manual*, capítulo XXXIII)
Cuando te tiente dejarte llevar por un deseo o placer, evita engancharte y ser su prisionero.

Primero no hagas nada y deja que pase un tiempo. Luego imagina dos escenarios. En el primer escenario disfrutas de ese placer y después te arrepientes y te enfadas contigo mismo. En el segundo escenario te abstienes del placer y después te alegras y te ves como una persona con inteligencia y autocontrol.

De ti depende decidir qué persona quieres ser.

Reflexión psicológica

Una mosca que se sienta en el borde de un bote de miel podrá disfrutar de su dulce delicia. Pero, si no va con cuidado, puede quedarse atrapada en la miel. La mente y los placeres funcionan de manera parecida. La mente siempre busca obtener más placer y nunca tiene suficiente. Por eso, los estoicos nos advierten de que vayamos con cuidado y seamos más austeros.

Cuando se acaba la fiesta

Pregunta/comentario de un buscador

Para las personas que tienen dinero y poder, la vida es más fácil. Creo que si tuviera una vida privilegiada sería más feliz.

Respuesta de Epicteto (*Máximas*, De la libertad y de las esclavitudes, 13)

Para juzgar si una persona es libre, no te fijes en su estatus y poder social, porque los que tienen cargos más altos suelen ser los más esclavizados.

«Pero —me dirás— veo a muchos que hacen lo que les da la gana».

Aunque sea verdad, te aseguro que esa gente son esclavos que gozan de ciertos privilegios durante un tiempo limitado hasta que un día se les acabe la «fiesta».

¿Preguntas cuándo se les acabará esa fiesta?

cuando un día las circunstancias de la vida les quiten esos privilegios.

Reflexión psicológica

Es fácil dejarnos engañar por las apariencias cuando vemos a una persona con poder social o poder adquisitivo que parece tener el control sobre su vida, éxito y felicidad. ¿Quién no se ha comparado alguna vez con alguien así? En estos tiempos, con las redes sociales, es aún más fácil enterarnos de las vidas de los demás y caer en comparaciones.

Sin embargo, Epicteto nos advierte de que esas personas no son más libres, sino todo lo contrario, porque dependen de esas cosas, ya sea poder o dinero, para ser felices. Es decir, dependen de algo que el destino les puede quitar en cualquier momento. Y eso es lo que, según Epicteto, un día ocurrirá: llegará el momento en que se les «acabará la fiesta» y será entonces cuando se verá lo dependientes que son de las cosas exteriores para ser felices.

Si la fuente de tu paz y tu seguridad no está en tu interior, todavía no conoces la libertad de la que habla Epicteto.

Personas que están perdidas

Pregunta/comentario de un buscador

Me cuesta mucho tratar con personas egoístas o malas que solo piensan en cómo salirse con la suya o engañar a los demás.

Respuesta de Epicteto (*Máximas*, De la verdadera filosofía, 4)

Empatizas con una persona ciega o coja, ¿y no empatizas con una mala persona? A las personas malvadas las perjudica su propia ignorancia del mismo modo que un ciego no puede evitar no ver o un cojo no cojear.

Reflexión psicológica

Marco Aurelio expresó en sus *Meditaciones* que, en ocasiones, también debemos sentir compasión por las personas que han perdido el rumbo en la vida, ya que son como un ciego, que no puede distinguir lo blanco de lo negro y cuya ignorancia les impide diferenciar entre el bien y el mal.

Epicteto nos ofrece aquí una idea muy parecida, afirmando que debemos tener paciencia y empatía con aquellos que se han desviado del buen camino.

¿Cómo cambiaría tu visión de las personas si, en vez de considerarlas malas o egoístas, las vieses como personas perdidas que aún tienen mucho que aprender sobre la vida consciente? ¿Te causaría el mismo malestar y rabia esa visión, o cambiaría algo tu manera de percibir a esas personas?

¿Cómo respondes a la crítica?

Pregunta/comentario de un buscador

¿Cómo consigo no enfadarme con gente que me trata mal, que no me respeta o que me critica?

Respuesta de Epicteto (*Manual*, capítulo I)

No te confundas pensando que puedes controlar cosas que no dependen de ti, si no acabarás amargado, lleno de ansiedad y discutiendo con todo el mundo. Pero, si te centras en lo que depende de ti y aceptas que hay cosas que se encuentran lejos de tu control, estarás mucho mejor, incluso con los demás. Ya no te sentirás amenazado, no harás nada que no quieras hacer ni tendrás tanto miedo de que te hagan daño.

Reflexión psicológica

Los demás no siempre estarán de acuerdo con nosotros y pueden llegar a criticarnos, despreciarnos o insultarnos. Eso no está en nuestras manos y a veces es inevitable.

¿Cómo podemos sentirnos más libres respecto a las opiniones excesivamente críticas de los demás? Podemos centrarnos en cómo respondemos a ellas, por ejemplo, ignorándolas, refutándolas, bromeando, marchándonos y evitando a determinadas personas, buscando ayuda, etc.

¿Y qué podemos hacer en nuestro interior para que las críticas no nos afecten tanto? Podemos pensar de una manera más amable y afectuosa sobre nosotros mismos. Por ejemplo: «Soy capaz de conseguir cosas buenas en mi vida. Lo hago lo mejor que puedo. Está bien, seguiré adelante con paciencia y confianza. Estoy aprendiendo».

También podemos recordar logros personales del pasado que demuestran nuestra inteligencia y nuestras fortalezas para adaptarnos a la vida y crecer. Por ejemplo: superé la escuela, aprobé exámenes, trabajé en aquella empresa, me recuperé bien de aquella ruptura sentimental, hice aquellos amigos, etc.

Agradece lo que la vida te presta

Pregunta/comentario de un buscador
La vida es muy cruel. ¿Cómo puedes sentirte en paz si te echan del trabajo, pierdes la casa o muere un ser querido?

Respuesta de Epicteto (*Manual*, capítulo XI)
Cuando pierdas algo, no pienses que lo has perdido, sino que lo has devuelto. ¿Ha fallecido tu hijo? Ha sido devuelto. ¿Has perdido a tu esposa? Ha sido devuelta.

¿Han robado en tu casa? No dudes de que esos objetos también han sido devueltos. Pensarás: «Pero el ladrón es malvado por robarme». ¿Y a ti qué más te da a través de quién lo ha recuperado el que te lo concedió?

Mientras te concedan disfrutar de algo o alguien, trátalo como si no te perteneciera, del mismo modo que tratan los objetos de un albergue los viajeros que están solo de paso.

Reflexión psicológica

La mente funciona por apego. Hasta tal punto que, como un chicle, se pega a personas, a cosas, al pasado, y se apega tanto que luego sufre más de lo necesario.

Las pérdidas personales suelen producir mucho dolor, esto es inevitable. Lo que nos propone Epicteto es no añadir más gasolina al fuego sacando conclusiones destructivas.

La historia que nos contamos a nosotros mismos acerca de por qué perdemos algo o a alguien marcan la diferencia en el grado de sufrimiento que padecemos.

En repetidas ocasiones, Epicteto habla de su fe en Dios, alguien que nos concede todos los bienes, regalos de la vida e incluso las relaciones que tenemos. Pero Epicteto sabe que las experiencias y las personas están limitadas por el paso del tiempo. Disfrutemos mientras duren y recordemos que hay un momento para recibir y disfrutar y un momento para soltar. No podemos cambiar ciertas cosas, pero podemos consolarnos un poco al recordar que lo que hemos perdido ha sido devuelto a su origen (puedes llamarlo Dios, Vida, Universo, etc.).

A pesar de la pérdida, la vida continúa y tiene sentido.

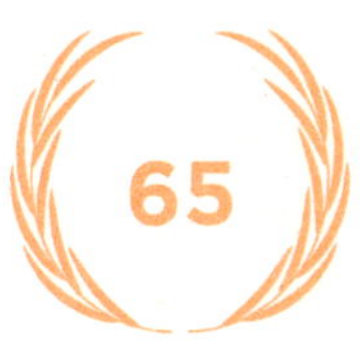

Parecer no significa ser

Pregunta/comentario de un buscador

A veces siento envidia al ver las vidas de los demás. Parece que la gente que ha conseguido el éxito en el trabajo, económicamente o en el amor son más felices que yo.

Respuesta de Epicteto (*Manual*, capítulo XIX)

No te engañes pensando que alguien es más feliz solo porque sea muy poderoso, rico o esté muy bien valorado en la sociedad.

Reflexión psicológica

¿Acaso tener millones de seguidores en las redes sociales y millones de euros en la cuenta del banco garantiza que tengas más paz mental y felicidad?

Como dijo el dalái lama: «La paz mental, la sabiduría y la felicidad tienen que ser creadas por ti mismo, no es algo que venga del mundo exterior».

Parecer no significa ser. Parecer feliz en las redes sociales no significa que lo seas. La personalidad bien educada, la madurez mental, los valores humanos y los recursos psicológicos garantizan más felicidad y serenidad que un millón de seguidores o de euros.

¿Y tú? ¿Qué te motiva en la vida? ¿Qué amas? ¿Qué haces de manera sistemática para ser una persona más feliz?

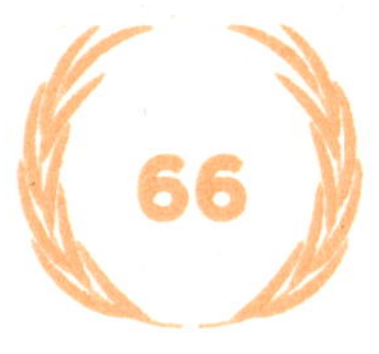

Tú no eres tus pensamientos

Pregunta/comentario de un buscador
He fracasado y dado con la pared tantas veces que ya no tengo motivación para probar cosas nuevas o intentar hacer cambios positivos. Será mejor aceptar que soy un/a perdedor/a.

Respuesta de Epicteto (*Manual*, capítulo XXIV)
Cuando en tu mente aparezcan pensamientos del tipo «voy a ser infeliz toda mi vida y nunca llegaré a ser nadie, haga lo que haga», no te lo creas. Tú sólo puedes hacer bien aquello que depende de ti. En ese ámbito es donde te será más fácil ser valioso.

Reflexión psicológica
A nadie le gusta fracasar. Pero, antes o después, todos perdemos en algo. ¿Por qué castigarnos pensando cosas como «no sirvo para nada, soy inútil,

no me gusta como soy», si en su lugar podemos ser razonables, amables y amorosos con nosotros mismos? Podemos repetirnos pensamientos como «no todo depende de mí, pero de todos modos valgo la pena» o «puedo conseguir muchas cosas buenas en mi vida», etc.

¿Cómo te sentirás si haces un esfuerzo por ser más amable contigo en tu diálogo interno?

¿Y cómo afecta lo que te dices a ti mismo/a en la manera en que tratas a los demás y al aprecio que luego recibes de ellos?

Hay un dicho sobre la autoestima que reza: «Cuando yo me quiero más, el mundo me quiere más y yo quiero más al mundo».

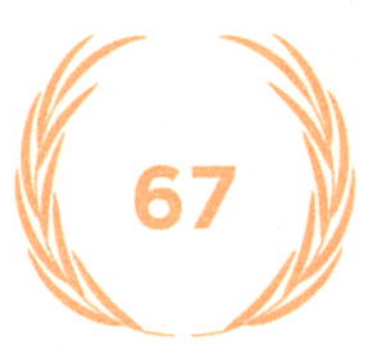

Los insultos

Pregunta/comentario de un buscador

Creo que es inevitable sentirse fatal cuando te insultan.

Respuesta de Epicteto (*Manual*, capítulo XXVIII)

Si alguien ofreciera tu cuerpo al primero que pasara para que hiciera con él lo que quisiera, eso te molestaría. Pero tú le ofreces tu mente a cualquiera cuando consiguen alterarte y cuando te sientes ofendido por lo que dicen.

Reflexión psicológica

Es imposible gustarle a todo el mundo. Pero podemos elegir cómo respondemos a los demás y a los insultos. Incluso podemos elegir qué hacer cuando nos sentimos mal.

Cuando nos centramos en lo que depende de nosotros y restamos importancia a las críticas destructivas, siempre mejora nuestra respuesta y conservamos mejor la calma.

¿Qué piensas de ti mismo/a cuando te insultan? ¿Te lo crees o lo filtras?

¿Qué podrías pensar acerca de ti para proteger tu paz interior?

¿Cómo te puedes preparar mejor para gestionar tus emociones la próxima vez que recibas una crítica? ¿Qué es lo que mejor te funciona?

Todo depende del punto de vista

Pregunta/comentario de un buscador

Hoy una persona me ha tratado mal sin que yo hubiese hecho nada malo. Luego he pensado en eso todo el día sin poder quitármelo de la cabeza. ¿Qué puedo hacer cuando me pase otra vez?

Respuesta de Epicteto (*Manual*, capítulo XLII)

Cuando alguien se comporta mal contigo con hechos o palabras es porque desde su punto de vista cree que debe hacerlo. Al tener un punto de vista incorrecto en ese momento, esa persona se engaña y sufrirá las consecuencias de su error.

Sabiendo esto, relativiza a quien te dé un trato inadecuado. Puedes decirte: «Está actuando según su (incorrecto) punto de vista».

Reflexión psicológica

Un empleado en la oficina permite que su jefe le grite. Tras ello, llega a casa agitado y le grita a su esposa. La esposa luego le grita a su hijo. El hijo luego golpea al perro. ¿Qué culpa tenían el perro, el hijo, la esposa y el trabajador?

¿Somos víctimas de víctimas? A veces se genera toda una cadena de abusos si no hemos puesto límites sanos a tiempo y nos maltratamos los unos a los otros, como un virus que se contagia.

Recuerda una vez que recibiste maltrato por algo que no tenía que ver contigo. ¿Cómo identificaste que ese abuso era ajeno a lo que tú dijiste o hiciste?

Ahora, intenta recordar un momento en el que fuiste tú quien trató a otras personas injustamente, porque tenías un mal día o por enfados que no habías procesado bien. Cuando sabemos que la reacción de alguien es inadecuada, lo mejor es no tomárnosla demasiado en serio y poner unos límites sanos a su abuso para no formar parte de la cadena de personas agitadas y contagiosas.

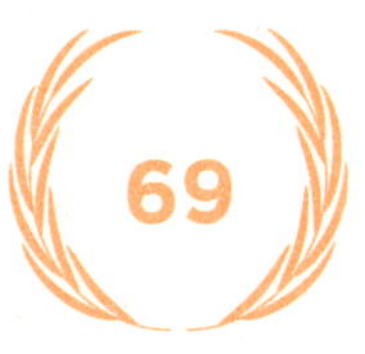

Ordena tu mente

Pregunta/comentario de un buscador

No sé qué es lo más importante para mí en la vida, ando bastante perdido/a y eso me genera mucha ansiedad y desánimo. Creo que necesito ponerme en manos de un experto.

Respuesta de Epicteto (*Máximas*, Máximas diversas, 29)

Si tu razón, la cual pone orden en todo lo que haces, está desordenada, ¿quién la podrá ordenar sino tú?

Reflexión psicológica

Con frecuencia encontramos personas en terapia que depositan en el psicoterapeuta la responsabilidad sobre su salud mental. Pero el psicoterapeuta no es más que un acompañante en una parte de nuestro viaje personal, alguien que nos proporciona herramientas para ayudarnos a nosotros mismos.

Epicteto nos recuerda que no hay nadie que nos conozca mejor que nosotros mismos y nadie, excepto nosotros, puede poner orden en nuestra propia mente. Un psicólogo nos puede guiar y ayudarnos a sentirnos menos perdidos, pero no nos puede arreglar la vida.

Puedes preguntarte: ¿Qué puedo hacer hoy mismo para sentirme un poco mejor? ¿Qué puedo hacer hoy mismo para tener más claridad sobre mi vida y mis prioridades? Empieza con cosas pequeñas y simples, cada paso cuenta.

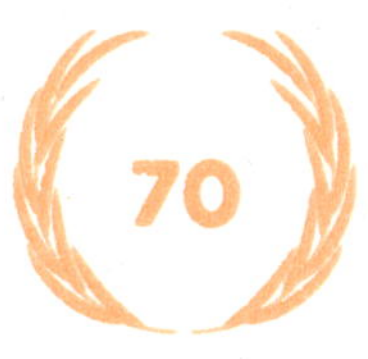

Tu forma de ver el mundo

Pregunta/comentario de un buscador

La vida es injusta conmigo. ¿Cómo puedo sobrellevar mi frustración con más filosofía?

Respuesta de Epicteto (*Manual*, capítulo XLVIII)

¿Cuál es la actitud y la conducta de alguien que no aspira a la sabiduría? Esa persona piensa que lo que le beneficia y lo que le perjudica viene del mundo exterior.

¿Cuál es la actitud y la manera de ser del sabio? Esa persona piensa que lo que le beneficia y le perjudica depende de uno mismo.

Reflexión psicológica

Nuestra forma de ver el mundo nos ayuda a comprender cómo somos. Podemos considerar injusto el mundo, pensar que la gente es malvada y que nuestra existencia es inútil. Si pensamos así, ¿cómo esperamos sentirnos bien ante los retos de la vida?

Y podemos pensar que en esta vida hay de todo un poco, injusticia y justicia, gente malvada y gente buena, y que tenemos derecho a existir sin tener que demostrar nada a nadie para sentirnos valiosos. La vida es una escuela donde aprender. ¿Cómo cambiaría nuestra forma de vivir si viéramos las cosas así?

Cualquier problema puede ser visto como una maldición o como un reto de la vida: una oportunidad para comprobar si seremos capaces de responder con sabiduría.

¿Cómo crees que influye tu forma de ver los problemas en tu manera de afrontarlos?

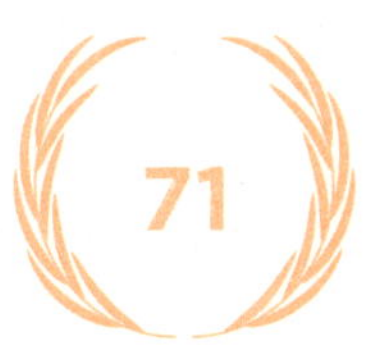

Cómo estar bien con los demás

Pregunta/comentario de un buscador

Me preocupa no llevarme bien con la gente. ¿Qué me aconsejas que haga?

Respuesta de Epicteto (*Manual*, capítulo XXXIII)

No hables de la gente para criticarla ni la elogies para obtener algo de ella, y tampoco compares a las personas entre ellas.

Reflexión psicológica

Cuando nos relacionamos por interés o por miedo, perdemos la confianza de los demás y nuestra propia objetividad. Y cuando comparamos a las personas siempre hay alguien que «pierde» (en comparación con otro).

Piensa en alguien a quien suelas criticar. ¿Puedes apreciar tres cosas buenas en esa persona?

Piensa en una persona a la que admires. ¿Se te ocurren tres cosas que debería mejorar?

Ahora piensa en las comparaciones que haces. ¿Con quién te comparas más a menudo? ¿De qué te sirve y cómo te hace sentir eso? ¿Es constructivo o destructivo para tu autoestima?

Cada cosa tiene su tiempo

Pregunta/comentario de un buscador

Ya he leído libros sobre desarrollo personal y he practicado algunos ejercicios, pero me cuesta mucho esfuerzo cambiar mi manera de ser o mejorar en algo.

Respuesta de Epicteto (*Máximas*, Máximas diversas, 42)

Ninguna cosa valiosa se consigue de un día para otro, ni siquiera una manzana. Si me pides que te dé ahora mismo una manzana, te contestaré que esperes a que se siembre la semilla, a que crezca el árbol y a que maduren sus frutos. Tienes que darle tiempo.

Y si esto pasa con una manzana, ¿cómo esperas que tu espíritu cambie o mejore de un día para otro?

Reflexión psicológica

Cada cosa tiene su tiempo. Cualquier tarea en el trabajo o en casa requiere un tiempo. Cuando hacemos un recado, tenemos que esperar en la cola hasta que nos toque el turno, esperamos hasta que llegue el bus e incluso esperamos hasta que se instale un software en nuestro ordenador.

Estamos acostumbrados a esperar, a tener un poco de paciencia con respecto a las cosas más normales de nuestro día a día.

Y si incluso una tarea doméstica requiere su tiempo o, como dice Epicteto, una manzana necesita tiempo para crecer, ¿de dónde vienen las prisas por experimentar cambios inmediatos en nuestro interior?

Los estoicos nos dicen que el trabajo más importante para nosotros, el trabajo en nosotros mismos, no es pan comido. Es un trabajo para toda la vida y, aun así, vale la pena hacerlo. El día para empezar es hoy y no importa lo poco que avancemos. Importa que lo hagamos. Como dice Lao-Tse: «Un viaje de mil millas empieza con un solo paso».

Si buscas lo bueno, lo encontrarás

Pregunta/comentario de un buscador
¿Qué puedo pensar cuando estoy pasando por una mala época en mi vida?

Respuesta de Epicteto (*Manual*, capítulo XVIII)
Todo lo que ocurre es bueno para mí, si yo elijo que lo sea. Siempre depende de mí centrarme en cómo me beneficia esa situación.

Reflexión psicológica
¿Me ha dejado mi pareja? Puedo aprender a disfrutar de mi soledad, conocer a otras personas interesantes, hacer un viaje solo/a, conocerme mejor a mí mismo/a, aprender algo nuevo en mi tiempo libre, dedicar más tiempo a mi familia y mis amigos, etc.

¿Me han despedido del trabajo? Puedo descansar y disfrutar de un tiempo para mí, reinventarme y tratar de emprender otra carrera profesional aún mejor, ya no tendré que tratar con las personas desagradables de ese trabajo, etc.

¿Tengo problemas de salud? Puedo apreciar cosas que antes no valoraba, atender mejor mis necesidades espirituales, llevar mi enfermedad con dignidad, compartir mis experiencias con personas que padecen lo mismo y conectar con personas nuevas, etc.

¿Y tú?, ¿qué harás hoy para centrarte en los beneficios de lo que te sucede?

No es nada personal

Pregunta/comentario de un buscador
Me dejo provocar fácilmente y cuando me critican me lo tomo bastante mal.

Respuesta de Epicteto (*Máximas*, De la verdadera filosofía, 6)
¿Acaso sirve de algo insultar a una piedra que es incapaz de oírte? Pues trata de imitar a la piedra y no escuches los insultos que te dirijan.

Reflexión psicológica
Cuando alguien nos critica, pensamos que lo hace con ánimo de ofender y nos lo tomamos como algo personal.

Tal vez tu jefe te dijo que esa presentación que le enviaste no estaba bien hecha. Pero ¿y si tu jefe tuvo un problema en su casa por la mañana y luego ya lo veía todo negro?

Quizá un conocido te acusa de que siempre le contestas muy tarde a sus mensajes. Pero ¿y si tiene una personalidad muy «obsesiva» y le dice lo mismo a todo el mundo?

Hay tantos factores que pueden interferir en la comunicación entre dos personas que lo mejor sería no tomarnos las críticas tan a pecho. La próxima vez que tengas ganas de contestar mal a una crítica, puedes recordar la frase que dijo un maestro de meditación hindú: «Si ya hay un tonto, mejor que no haya dos».

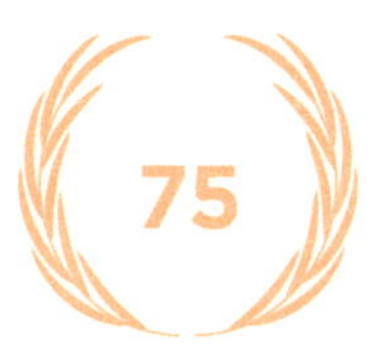

Lo que aprendes con la filosofía

Pregunta/comentario de un buscador

Aunque la filosofía estoica suena muy interesante, me parece demasiado difícil vivir así.

Respuesta de Epicteto (*Máximas*, De la opinión engañosa de las cosas, 23)

Dicen que aprender filosofía requiere mucho tiempo y es difícil. Eso no es así, porque ¿sabes lo que se aprende en la filosofía? Se aprende a aceptar la voluntad de Dios, a limitar los propios deseos y a hacer un buen uso de la razón.

Reflexión psicológica

Aquí nos anima Epicteto a empezar a trabajar en nosotros mismos, asegurándonos que no es tan complejo ni tan difícil.

Para ello, nos da tres pautas principales:

1. Aceptar la voluntad de Dios. Es decir, aceptar las cosas que no podemos cambiar y no forzar lo que no está en nuestras manos. Debemos ser agradecidos y disfrutar todo lo que la vida nos presta y soltar con serenidad lo que nos quita.

2. No desear demasiadas cosas. Sobre todo, no debemos desear lo que no está bajo nuestro control, como tantas veces repite Epicteto, para ahorrarnos el disgusto cuando no obtengamos lo que queríamos.

3. Usar bien la razón, pensar antes de actuar, evaluar las cosas antes de tomar una decisión, usar la lógica para luego no arrepentirnos.

Ahora piensa en algún dilema o un tema que te preocupa y pásalo por este triple filtro. Te puedes preguntar: ¿El resultado o la solución está en mis manos? Si no lo está, ¿por qué preocuparme?

¿Está relacionado con un deseo que me haría estar más en paz si no lo obtuviera? Si es así, ¿puedo renunciar a ese deseo?

Y, por último, ¿he analizado el tema de manera objetiva y sin que me dominen las emociones?

Tus prioridades

Pregunta/comentario de un buscador

Algún día, cuando tenga más tiempo, ya me dedicaré a mi desarrollo personal. Ahora no tengo tiempo para estas cosas.

Respuesta de Epicteto (*Máximas*, Del propio perfeccionamiento, 87)

Cuando aplazas para mañana ser una persona mejor es como si dijeras que hoy quieres ser mentiroso, rabioso, celoso o interesado. ¿Por qué no ser una buena persona hoy mismo? Vamos, empieza ahora mismo a ser mejor persona. No lo dejes para mañana. Si lo haces, mañana volverás a aplazarlo.

Reflexión psicológica

Cuentan que Buda dijo que nuestro mayor problema es pensar que tenemos mucho tiempo.

Pero todo lo que hacemos o queremos exige una cantidad de nuestro tiempo. ¿Perder peso? ¿Buscar otro trabajo? ¿Ordenar la casa y las facturas? «¡Cuando tenga tiempo ya veré lo que hago!».

Pero todos tenemos tan solo veinticuatro horas al día. Y vivimos la mayor parte del día en modo piloto automático, sin pararnos a pensar cuáles son nuestras prioridades y si les dedicamos el tiempo suficiente.

Epicteto nos recuerda que debemos dar prioridad a lo más importante para nosotros, dedicar tiempo a ser una buena persona. Cuando anteponemos lo más importante, el resto se reordena mejor.

La auténtica felicidad

Pregunta/comentario de un buscador
¿Cómo puedo ser feliz de verdad y para siempre?

Respuesta de Epicteto (*Máximas*, De la felicidad, 1)
La auténtica felicidad debe ser una felicidad interior, estable y duradera, que no se vea afectada por nada de lo que suceda. Si no cumple con estas características, entonces es una falsa felicidad.

Reflexión psicológica
Aquí el sabio parece hablarnos de una felicidad más mística, espiritual, y no tanto de una felicidad basada en lo material ni en las posesiones terrenales.

En ocasiones, Epicteto expresa pensamientos similares a los del misticismo, el budismo, el cristianismo, de los yoguis de la India y de otras culturas: a través de cierta práctica espiritual se puede conseguir una felicidad estable y duradera que va más allá del paso del tiempo y de lo físico.

Si nuestra meta es conseguir una mayor «felicidad psicológica» en nuestra vida cotidiana, será esencial apreciar todo lo bueno que nos rodea, saber qué podemos aportar al mundo y ser capaces de disfrutar con poco.

Además, la visión de la vida como una escuela en la que no dejamos nunca de aprender puede sernos también útil para adoptar una «mentalidad de crecimiento», necesaria para nuestro desarrollo personal y para afrontar nuestra existencia y sus retos con madurez.

¿Qué es lo que te hace más feliz en la actualidad?

¿A qué nivel de la pirámide de motivación de Maslow corresponde tu felicidad? ¿Tiene que ver con satisfacer tus necesidades fisiológicas, de seguridad, de pertenencia, de afecto, de autorrealización, o responde a necesidades espirituales?

¿Das más importancia al cuerpo o al alma para ser feliz?

Ponlo en práctica

Pregunta/comentario de un buscador

Ya me han quedado claras algunas pautas sobre cómo ser más feliz y tener una vida mejor. ¿Ahora qué hago?

Respuesta de Epicteto (*Máximas*, Del propio perfeccionamiento, 89)

Te pregunto qué progresos has hecho en tu desarrollo personal y como respuesta me enseñas un libro de gran valor que intentas entender. Eso es como si le pido a un atleta que me muestre lo rápido que es su cuerpo y me enseña su calzado.

Y del mismo modo que me gustaría saber cómo corre el atleta con ese calzado, quisiera saber qué has hecho tú con ese libro. ¿Has puesto en práctica lo que te aconseja? ¿Ya sabes gestionar mejor tus deseos y tus temores? Nuestro progreso se ve reflejado en nuestros actos.

Reflexión psicológica
Estamos llegando al final de este libro y quizá te preguntes: «¿Qué consejos de Epicteto he retenido en la memoria?». Solemos recordar lo que más nos impacta o lo que relacionamos con nuestra propia vida. Y de las pautas que más te han gustado, ¿cuáles puedes poner en práctica y cómo?

Séneca, Marco Aurelio y Epicteto nos recuerdan una y otra vez que la filosofía estoica es sumamente práctica y solo la entenderemos cuando convirtamos la sabiduría en acciones sabias.

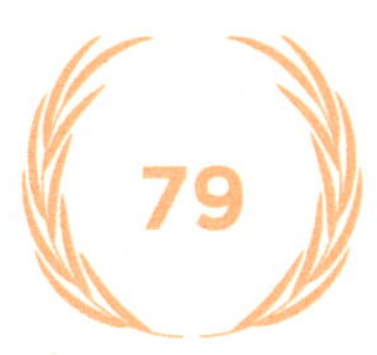

Cómo vivir una buena vida

Pregunta/comentario de un buscador
Si tuvieras un último consejo para darme, ¿cuál sería?

Respuesta de Epicteto (*Máximas*, Máximas diversas, 61)
Practica estas máximas y obedécelas fielmente, como si fueran leyes que no debes violar. Y que nunca te preocupe o moleste lo que los demás dicen de ti, ya que esta es una de las cosas que no está en tus manos.

Reflexión psicológica
¿Qué puedes hacer para vivir un poco más acorde con este último consejo de Epicteto?

Bibliografía

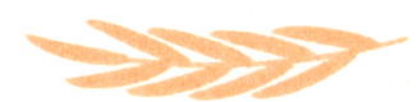

Aurelio, M. (1985). *Meditaciones*. Madrid: Alianza Editorial.

Capri, J., y Ch. Díaz (2024). *Positividad sana con Marco Aurelio*. Barcelona: Diana.

— (2024). *Sin ansiedad con Séneca*. Barcelona: Diana.

Epicteto (1991). *Enquiridión*. Barcelona: Anthropos Editorial.

— (1980). *Manual y Máximas*. Ciudad de México: Editorial Porrúa.

Séneca, L. A. (1984). *Cartas morales a Lucilio*, vols. I-II. Barcelona: Ediciones Orbis.

De este libro me quedo con…

Sin preocupaciones con Epicteto ha sido posible gracias al trabajo de sus autores, Jana Capri y Charan Díaz, así como de la correctora Laura Vaqué, el diseñador José Ruiz-Zarco, el equipo de Realización Planeta, la directora editorial Marcela Serras, la editora ejecutiva Rocío Carmona, la editora Ana Marhuenda, y el equipo comercial, de comunicación y marketing de Diana.

En Diana hacemos libros que fomentan el autoconocimiento e inspiran a los lectores en su propósito de vida. Si esta lectura te ha gustado, te invitamos a que la recomiendes y que así, entre todos, contribuyamos a seguir expandiendo la conciencia.